L'HOMŒOPATHIE

EXPOSÉE

AUX GENS DU MONDE

DÉFENDUE ET VENGÉE

PAR

Le Docteur **ACHILLE HOFFMANN.**

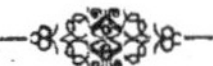

Quatrième Édition,

REVUE ET CORRIGÉE.

Si, malgré tous nos succès, vous conservez des doutes, lisez et vous croirez.

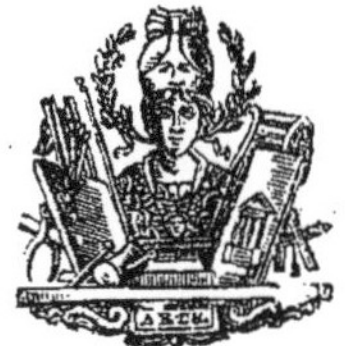

PARIS.

CHEZ
A. APPERT, imprimeur-éditeur, Passage du Caire, 54;
J.-B. BAILLIÈRE, libraire, rue de l'Ecole-de-Médecine, 13 bis;
LEDOYEN, au Palais-Royal, galerie d'Orléans, 31.

1842.

L'HOMŒOPATHIE

EXPOSÉE

AUX GENS DU MONDE.

IMPRIMERIE DE A. APPERT,
PASSAGE DU CAIRE, 54.

L'HOMŒOPATHIE

EXPOSÉE

AUX GENS DU MONDE

DÉFENDUE ET VENGÉE

PAR

Le Docteur **ACHILLE HOFFMANN**.

Quatrième Edition.

REVUE ET CORRIGÉE.

> Si, malgré tous nos succès, vous conservez des doutes, lisez et vous croirez.

PARIS.

CHEZ
- A. APPERT, imprimeur-éditeur, Passage du Caire, 54;
- J.-B BAILLIÈRE, libraire, rue de l'Ecole-de-Médecine, 13 bis;
- LEDOYEN, au Palais-Royal, galerie d'Orléans, 31.

1842.

PRÉFACE.

Une quatrième Édition de cette brochure, c'est beaucoup trop! Pourquoi trop? Ceux qui la connaissent peuvent se dispenser de la relire: s'ils sont de nos amis, ils comprendront que je la reproduise; s'ils sont ennemis de notre doctrine, leur mauvaise humeur est un motif d'encouragement pour moi. Les personnes qui n'ont point lu cet opuscule me remercieront sans doute de ne point m'être arrêté dans mon œuvre de propagande homœopathique, si elles profitent de l'occasion que je leur offre; car nous devons de la reconnaissance à quiconque nous tire de l'erreur; et de quelle erreur encore? De celle qui conduit tant de victimes au tombeau! Mes trois premières Éditions ont déterminé de nombreuses conversions à l'homœopathie: indépendamment de milliers de malades entraînés par notre conviction, traités et guéris par les médecins homœopathes de Paris, mes confrères ou moi, j'ai converti plusieurs praticiens allopathes (1) qui ont renoncé à leurs anciennes croyances, et ne jurent plus maintenant que par les sublimes préceptes du grand Hahnemann. Ces heureux résultats, qui ne peuvent aller qu'en croissant, parce que les faits parlent plus haut que les plus beaux raisonnements, m'ont décidé à publier cette nouvelle Édition, qui, je l'espère, recevra le même accueil que les précédentes. Pour répandre davantage cette brochure utile, je l'ai mise à un prix très modique; j'ai voulu qu'elle se trouvât entre les mains de tout le monde, et que les personnes de bonne foi, exemptes de préventions et de préjugés, fussent mises en état de réfuter les mensonges de nos ennemis acharnés. C'est pour l'humanité que nous combattons, espérant que notre voix sera assez persuasive pour entraîner de nouveaux adeptes qui réuniront leurs efforts aux nôtres pour livrer bataille à l'erreur.

---

(1) Hahnemann désigne sous ce nom tout médecin qui n'agit pas selon les préceptes de l'homœopathie.

MA

PROFESSION DE FOI

1832.

Le choléra sévissait dans Paris, des milliers de victimes avaient déjà disparu, la stupeur régnait partout, les médecins étaient consternés, et cependant, ils ne s'étaient point endormis à l'approche de l'épouvantable fléau: ils avaient dévoré à l'avance tout ce qui avait été écrit pour le combattre; mais que faire avec des armes si faibles contre un si terrible adversaire? On était mort presqu'en même temps qu'on était frappé, et les secours les plus rationnels en apparence, retenaient à peine pour quelques heures, une vie qui semblait avide de s'échapper. Moi aussi, dans ces jours de désespoir et d'épouvante, je payai à l'ennemi commun le plus amer tribut! Je vis périr entre mes bras une épouse chérie: tous mes soins et les secours empressés de deux confrères dévoués, ne purent rien pour la sauver.

C'est dans de pareils moments que le médecin rentrant en lui-même, et considérant la nullité de ses ressources, ne pourra s'empêcher de gémir sur son impuissance; mais bientôt, relevant la tête, et sortant de son abattement, il s'écriera, brûlant d'une ardeur nouvelle, en se souvenant de sa noble mission: « *Non, non! je ne languirai pas dans une honteuse* « *mais commode paresse; l'étude doit être ma vie: l'espérance de sou-* « *lager mes semblables fera seule battre mon cœur; toutes les peines* « *que je me suis données jusqu'ici, je les oublierais à l'instant, si j'en-* « *trevoyais dans de longues veilles un perfectionnement à mon art...* »

Tel était à peu près le noble élan qui soutenait mon courage, quand le hasard fit tomber entre mes mains la lettre admirable du docteur *Desguidy*, de Lyon, aux médecins français, sur l'*Homœopathie* (1), *suivie des moyens homœopathiques de guérir le* CHOLÉRA *et de s'en préser-*

---

(1) Le mot *Homœopathie* est composé de deux mots grecs, qui signifient *affection analogue;* c'est sous ce nom qu'*Hahnemann* désigne la doctrine médicale qu'il a créée. Son principe fondamental consiste à donner pour guérir une maladie quelconque, la substance qui, administrée à l'individu sain, développerait chez lui des symptômes se rapprochant le plus possible de ceux qu'on veut combattre.

ver (1). Cet écrit fit sur moi la plus vive impression : je brûlais de répéter les expériences d'*Hahnemann;* je me procurai donc immédiatement les œuvres de ce grand homme, et les autres ouvrages qui existaient déjà sur l'homœopathie; dès-lors, je consacrai à l'étude de cette science nouvelle pour moi tous les moments dont je pus disposer.

En 1829, après avoir constaté au lit du malade combien sont erronnées les assertions de l'école, je m'étais adonné au traitement des maladies chroniques, par l'*électricité ;* j'avais étudié sous les yeux du savant *Girardin*, à qui je succédai plus tard, et il m'avait transmis les procédés ingénieux qui avaient fait sa réputation. Grâce aux leçons de ce maître habile, j'obtins dans des cas très graves, des succès que refusent constamment les moyens ordinaires de la médecine, tout-à-fait nuls contre les maladies chroniques. Mais, dans beaucoup de circonstances, cet agent puissant était lui-même insuffisant. Il était réservé à l'homœopathie de combler tant de lacunes dans l'art de guérir, et de remplir à elle seule toutes les indications qui se présentent dans la pratique.

Il y avait cinq ans que j'exerçais l'ancienne médecine avec tous les dégoûts que procure son incertitude, quand je résolus d'étudier la doctrine d'Hahnemann, qui promet la guérison partout où l'on échoue sans cesse. Mes premiers essais ayant été très heureux, mon ardeur devint telle, que, peu de mois après mes débuts dans la pratique, j'avais assez de confiance en mes nouveaux remèdes pour ne point hésiter à les administrer *seuls* contre *un croup violent* et *une fièvre cérébrale* fort grave, qui s'étaient manifestés chez mes enfants; ces deux affections redoutables ont été guéries en quelques heures, sans émission sanguine.

Quand un médecin n'emploie, pour traiter les personnes qui lui sont les plus chères, que les moyens qu'il préconise, il peut parler hautement de sa profonde conviction; et tous ceux qui le verront en agir ainsi contre toutes les idées médicales généralement admises, et qui étaient aussi autrefois les siennes, ne manqueront pas de penser que des faits bien concluants, vus par lui, de ses propres yeux vus, ont seuls été capables de lui donner cette pleine confiance.

---

(1) Les personnes qui ont mis à l'épreuve les sublimes ressources de l'*Homœopathie*, auront peine à croire que la lettre en question, contenant tous les documents nécessaires pour guérir les cholériques, ne fixa pas même l'attention de l'Académie de médecine, qui n'expérimenta rien de ce qu'elle conseillait, et se borna à envoyer un froid remerciement à son auteur philanthrope. La brochure fut enfouie dans les cartons, et l'épidémie, qu'on ne savait comment combattre, continua ses ravages tant qu'elle voulut.

A

HAHNEMANN.

Dieu l'a créé dans sa miséricorde pour la guérison ou l'allègement de tous nos maux.

Au milieu des dégoûts et des chagrins dont ton noble cœur est abreuvé par les envieux de ta gloire, toi, qui as consacré ta vie entière au soulagement de tes semblables, et dont les précieux travaux sont si souvent méconnus ou repoussés; toi, enfin, qui as pu couronner l'édifice commencé depuis si longtemps par Hippocrate; ô *Hahnemann!* permets à un disciple que ta voix puissante a fixé pour toujours dans le droit chemin, de t'offrir ici le juste tribut de sa vénération et de sa reconnaissance éternelles. Incertain, j'errais péniblement dans ces épaisses ténèbres qu'on appelle *la médecine*, et tu m'as montré la lumière! Avenir, réputation, succès, je te dois tout; mais ce qu'un père place bien au-dessus de ces sources inépuisables de satisfaction, je te dois encore la vie et la santé de mes enfants; car sans le secours de ta divine médecine, pas un peut-être n'existerait aujourd'hui... Plusieurs fois, j'ai livré pour eux avec tes armes de rudes combats à la mort; mais c'est, il y a quatre ans, que j'ai soutenu la lutte la plus terrible; je vais en esquisser le tableau :

Vers minuit, je m'étais endormi, l'âme tranquille et sans crainte; ma dernière petite fille, âgée de quatre ans, sommeillait paisiblement couchée auprès de moi : tout en elle faisait croire, pour le lendemain, à la santé brillante dont elle jouissait la veille. Vers quatre heures du matin, dans la nuit du mardi au mercredi 10 *avril*, elle s'éveille tout-à-coup en pleurant. Une fièvre ardente s'était emparée d'elle; peu après se manifestent des vomissements de glaires, suivis bientôt d'une bile verte et corrosive. La tête devient très douloureuse, la soif vive, et un malaise général, intense dès le début, s'aggrave avec une incroyable rapidité : pas une place, pas une position supportable : à huit heures du matin, grand accablement, prostration complète des forces, pâleur extrême de la face. Les yeux sont cernés et s'enfoncent dans l'orbite, le nez devient pincé, les lèvres se décolorent : contraction de la face, soubresauts des tendons, mouvements convulsifs des quatre membres, secousses violentes de tout le corps, perte de connaissance, la tête se porte fortement en arrière. Dès le début de cette affreuse crise, la respiration s'était embarrassée : vers midi, râle effrayant, qui persévère dans toute sa force jusqu'à cinq heures du soir : alors, mieux prononcé du côté du cerveau, l'assoupissement cesse, la connaissance et les idées reviennent, mais l'oppression est encore grande et accompagnée d'une toux fatigante. L'enfant a besoin d'expectorer, mais il ne le peut. Le reste de la soirée est pénible : fièvre continue, cent trente pulsations par minute, soif toujours vive, l'eau pure tiède est seule demandée fréquemment par la malade, qui n'accepte rien autre chose.

Nuit *du* 10 *au* 11 très fatigante, la toux continue avec une grande gêne de la respiration. Jeudi matin, vers huit heures, même état; mais de plus, point très aigu dans le côté droit de la poitrine. Amélioration notable de ces symptômes dans l'après-midi. Le soir, à neuf heures, douleurs intenses au bas-ventre, bientôt suivies de plusieurs selles bilieuses qui continuent dans la nuit *du* 11 *au* 12.

Vendredi, à huit heures du matin, dyssenterie, évacuations sanguinolentes accompagnées de pleurs; l'haleine est infecte; aphthes nombreux à la gorge, au palais et aux lèvres; pétéchies sur toute la poitrine. Mieux vers midi : de trois à cinq heures, la somnolence reprend, yeux demi-ouverts et renversés; ils sont ternes, et, quand ils s'ouvrent, ils ont un mouvement précipité comme s'ils suivaient le vol d'un papillon; le délire revient peu à peu : l'enfant, dans les bras de sa mère et près de son père, les appelle à grands cris et ne les reconnaît pas. Cet état dure jusqu'à six heures. Peu à peu, la petite malade retrouve sa connaissance, bientôt ses idées sont nettes : elle demande des images, et s'amuse à les regarder pendant une demi-heure; elle manifeste le désir de boire du bouillon et en prend un demi-verre avec le plus grand plaisir. La nuit du 12 au 13 est assez bonne pour la première fois, deux quintes de toux encore fortes, mais sans oppression.

Samedi matin, quatrième jour de la maladie, mieux très prononcé; ma fille me demande une fécule au lait qui passe fort bien; la journée est satisfaisante. A six heures du soir, semoule au gras. La nuit est excellente.

Le dimanche, trois potages dans le courant de la journée : *à midi,* l'enfant demande à s'habiller; au grand étonnement des assistants, elle marche en s'aidant légèrement de la main de sa mère. A trois heures, elle joue seule au volant pendant fort longtemps, et ne consent à se recoucher qu'à neuf heures du soir. Pas de convalescence !

Quelle fut la maladie de cet enfant, qui, de l'état de santé parfaite, passa en quelques heures à celui de cadavre? A ce formidable ensemble de symptômes du plus mauvais caractère, personne ne peut méconnaître un typhus; nommez-la, si vous voulez, fièvre typhoïde. Les organes des trois grandes cavités sont violemment entrepris presque simultanément; du côté du cerveau, de la poitrine, du ventre, les attaques sont aussi terribles.

Seul, en face d'un mal aussi grave, mais fort de ma conviction, je ne lui opposai que quelques *globules homœopathiques*, et, malgré le poids d'une telle responsabilité, il ne me vint point à l'idée de recourir aux lumières d'un confrère homœopathe; car, dans le péril extrême d'une fille chérie, je n'aurais jamais pu me décider à mettre l'avis d'un autre à la place du mien, parce que nul n'a le même intérêt qu'un père à sauver son enfant !

Que de consolations et de sécurité n'ai-je point trouvées dans l'homœopathie en cette grave circonstance ! Sept ans avant, lorsque je pratiquais encore la vieille médecine, sans foi en ce qu'elle promet, ainsi que ceux qui connaissent son impuissance, j'implorai vainement les secours d'autrui pour une personne qui m'était bien chère !... A toi seul, sublime *Hahnemann*, il était réservé d'inspirer tant de conviction et de confiance !!!.. Quand, à force de succès et de persévérance, les homœopathes auront triomphé de l'ancienne routine et de ses erreurs, la postérité ne voudra jamais croire qu'on ait si longtemps repoussé tes bienfaits.

ÉTAT ACTUEL

DE

L'ANCIENNE MÉDECINE.

> Tant de travaux, pendant tant de siècles,
> pour arriver à un si triste résultat !

Croyez-vous à votre art, vous tous qui pratiquez l'ancienne médecine? répondez, y croyez-vous? Si je rappelle à mon souvenir les aveux de tant de médecins qui reconnaissent franchement leur impuissance, je suis tenté de croire que votre foi n'est pas bien vive; l'hésitation que vous mettez quand il s'agit de traiter un malade qui vous touche de près, le soin que vous avez en pareille circonstance de remettre à un confrère la vie que vous tremblez de voir s'éteindre entre vos mains, prouvent assez combien peu vous comptez sur vos ressources, puisque toute responsabilité vous pèse. Quand je vois un médecin envoyer dans l'autre monde, quatre ou cinq membres d'une même famille, sans rien changer à sa marche homicide; lorsque le chef de cette famille, après tant de revers, continue de recourir à ce même médecin, qui ne perd rien de la confiance primitivement inspirée, je ne sais auquel des deux attribuer plus d'aveuglement, et je suis tenté de dire au client: Que pensez-vous de cet homme qui fait le sujet de ma comparaison? Un voyageur veut se rendre dans un endroit, et prend une route qui, dit-on, y conduit; à peine a-t-il fait quelques tours de roues, que sa voiture verse et se brise. Il la donne à réparer, et s'engage de nouveau dans ce chemin. Même résultat, même persévérance : après plusieurs autres essais aussi fâcheux, il est encore sur le point de recommencer sa folle entreprise, quand un individu charitable l'arrête enfin et lui dit : « *La route que vous voulez prendre est*

« *détestable, on est presque certain d'y verser; prenez plutôt cette* « *autre, elle mène au même endroit, je l'ai traversée plusieurs fois,* « *je vous affirme qu'elle est très sûre...* Non, je n'en ferai rien, parce « que je ne la connais pas... *Mais vous savez combien la vôtre est mau-* « *vaise, que risquez-vous d'essayer celle que je vous indique?..* Non, je « ne le veux pas, je préfère encore la mienne, parce que la vôtre m'est « inconnue... » Cet entêté vous semble presque un fou; eh bien! le monde abonde d'individus qui raisonnent de cette manière; il y a longtemps, sans cela, que les allopathes, ayant perdu toute leur clientelle, auraient abandonné leur vieille routine, pour étudier la sublime médecine d'Hahnemann.

Toutes les sciences marchent et tendent à se perfectionner; au moins il en est ainsi pour celles qui sont positives; en effet, l'ensemble des sciences médicales a fait aussi de grands progrès; l'anatomie, la physiologie et la chirurgie sont arrivées à un haut degré de perfection; on en doit dire autant de la physique, de la chimie, de la minéralogie, etc.; pourquoi la thérapeutique médicale (1) est-elle restée tant en arrière?

Les médecins de nos jours reconnaissent sans contredit, bien mieux que ceux d'autrefois, le siège et la nature d'une maladie; à force d'avoir examiné des cadavres, ils peuvent, le plus souvent, annoncer avec une grande exactitude les désordres que l'on rencontrera après la mort; et cette science, qui constitue l'anatomie pathologique, offre bien une espèce de consolation à l'amour-propre du médecin qui, ayant perdu son malade, peut prédire les altérations morbides que l'on trouvera dans tel ou tel organe: mais les pénibles travaux qu'elle a exigés ne mènent absolument à rien pour la guérison de la plupart des maladies. En effet, que nos célébrités médicales se trouvent vis-à-vis de l'une de ces affections organiques qui, telle que la phthisie pulmonaire, doivent presque toujours leur origine à un vice héréditaire ou acquis, quelques prescriptions banales (2) s'échapperont sans doute de leur bouche, mais la conscience leur criera bien haut: *Vous savez que de tels moyens ne peuvent rien pour sauver ce malade!!!*

Combien ne voyons-nous pas d'affections contre lesquelles la médecine ordinaire est sans effet? n'est-ce point parler de la moitié de nos maux, que de citer *les maladies Nerveuses?* quel est le praticien de l'ancienne école qui osera se vanter d'attaquer avec confiance une névralgie, n'im-

(1) Traitement des maladies internes.
(2) *Sangsues, vésicatoires, gomme arabique, infusions pectorales, sirop béchique, looch blanc, potions calmantes, lait d'ânesse, séjour à la campagne,* etc., etc.

porte laquelle? Mettons nos grands praticiens aux prises avec la plupart des aliénations mentales: Que feront-ils de rationnel pour rétablir le trouble des fonctions cérébrales? rien, absolument rien; et quel résultat attendre de ces traitements qui choquent le plus grossier bon sens? Ils ne peuvent manquer de rendre fous ceux qui sont à peine menacés de le devenir.

Peut-on jeter les yeux sans horreur sur le traitement hideux des *affections scrofuleuses;* comment retenir son indignation quand on voit ces empoisonnements par *l'Iode,* qui traînent à leur suite l'inflammation de l'estomac et des intestins, la phthisie pulmonaire, l'atrophie des organes? glanduleux, etc.

Que ne pas dire des *dartres* et autres éruptions chroniques de la peau. Nos plus célèbres praticiens n'emploient pour les combattre, que la répercussion et la cautérisation, moyens infaillibles de développer toutes ses *maladies organiques* les plus graves, et l'*affreux cancer,* si commun de nos jours!

Je ne m'étendrai pas davantage sur les maladies chroniques; il est bien évident que l'ancienne médecine n'y peut rien; voyons si elle est beaucoup plus heureuse dans le traitement des maladies aiguës.

Si je ne craignais de rappeler de trop douloureux souvenirs, quelles preuves irrécusables de l'impuissance de la médecine de l'école ne pourrais-je point tirer du *choléra!* En 1832, pendant toute la durée de l'épidémie, nos savants médecins ne semblaient-ils pas avoir perdu la tête? aucun d'eux ne comprit cette maladie, et la mortalité fut telle, qu'on ne savait vraiment plus s'il valait mieux s'exposer à tant de remèdes donnés au hasard, que de s'abandonner aux seules forces de la nature. Mais, me dira-t-on peut-être, il leur était bien permis d'être pris au dépourvu par un fléau si brusque dans son attaque, si prompt à faire ses victimes, et qui n'avait pas encore paru dans nos climats; malgré tout ce qu'un homœopathe pourrait répondre à une si pitoyable justification, je consens à passer à autre chose.

L'impuissance de la médecine ordinaire, dans beaucoup de maladies aiguës, n'est malheureusement que trop reconnue; mais nulle part, elle ne se fait plus douloureusement sentir, que dans le traitement des femmes en couches; malgré le savoir incontestable de nos bons accoucheurs, il n'est pas un mari, aimant tendrement sa femme, qui ne tremble pour ses jours, en voyant s'écouler le dernier mois de la grossesse: pourquoi tant d'inquiétudes pour une fonction toute naturelle, et que nous voyons si rarement suivie d'accidents chez les animaux, même chez ceux qui sont réduits à la vie domestique, et par conséquent, dans des conditions de santé peu favorables?

Les justes appréhensions dont je parle viennent de la mortalité effrayante qui frappe les femmes en couches, actuellement encore plus que jamais. Il n'est pas une famille qui n'ait à pleurer une fin prématurée due évidemment au traitement déplorable usité en pareil cas. J'ai entendu dire à l'accoucheur le plus en vogue aujourd'hui, que, sur cent femmes atteintes de *péritonite puerpérale*, il regardait comme un miracle qu'une seule parvînt à se sauver.

Cette affection terrible, qui pardonne si rarement aux jeunes femmes, est loin d'être rare : les tables mortuaires ne le prouvent que trop. Je n'hésite point à déclarer que dans la plupart des cas, elle est due au traitement absurde employé après l'accouchement, aussi bien peut-être qu'aux moyens nuisibles conseillés pendant le cours de la grossesse. De quelque cause que la *péritonite puerpérale* dépende, je la suppose à peine commençante, ou déjà bien prononcée, et manifeste pour tous.... Comment se fait-il qu'un accoucheur qui connaît l'inefficacité de ses remèdes en pareille circonstance, ne cherche pas à s'éclairer, et n'appelle point immédiatement un médecin homœopathe, seul capable de sauver la malade, et qui agira même avec confiance, si des tentatives dangereuses n'ont point dénaturé le mal. Chez un cœur sensible, l'amour-propre doit s'effacer devant un si grand intérêt ; aussi, je suis convaincu que ce passage de ma brochure fera une impression salutaire sur tous les praticiens consciencieux, qui ne désirent que le salut de leurs clientes.

La médecine encroûtée de ses formidables erreurs, est encore aujourd'hui presque aussi nuisible qu'utile à l'humanité, et ce n'est pas sans raison que beaucoup de personnes sensées la redoutent plus que la maladie ; en effet, si certains malades en tirent un véritable avantage, combien n'y en a-t-il pas qui auraient guéri sans son secours, et qui en sont devenus les victimes (1) ! Voyez ces spectres chancelants, naguère pleins de fraîcheur et d'énergie, et maintenant censés guéris par les médecins qui se croient physiologistes : chez eux, le principe vital est regardé comme

---

(1) Le docteur *Zeroni*, qui exerce la médecine ordinaire à Manheim, dans le grand-duché de Bade, où l'homœopathie est en grand honneur, a longtemps combattu pour démontrer que cette médecine n'était bonne à rien ; mais maintenant qu'il ne peut plus nier les succès innombrables des homœopathes dans ce pays, il attaque, dans un ouvrage fait exprès, ses confrères, auxquels il reproche avec amertume leurs fréquents revers, qu'il attribue à leurs remèdes incendiaires, disant que la nouvelle méthode ne doit ses succès qu'à l'abstinence des doses trop fortes de médicaments. Il va plus loin, car il conseille positivement aux personnes qui tiennent à conserver la vie, de n'appeler un médecin que dans les cas graves, regardant en général comme beaucoup plus prudent de s'en remettre à la nature, que de tenter des remèdes trop souvent dangereux.

poison (1); en proie à l'une de ces affections appelées inflammatoires, ils n'ont pas frémi de voir couler leur sang à flots, et leur confiance en un système homicide, que le plus simple bon sens réprouve, est tellement enracinée, qu'au premier malaise, leur pensée se porte de suite vers la lancette ou les sangsues (2). Une hydropisie quelconque mettra fin à leur déplorable existence; et ce résultat fatal, que j'ai prédit et vu se réaliser chez beaucoup de personnes habituées à se faire saigner fréquemment, sera inévitablement le même, tôt ou tard, pour toutes celles qui, à la moindre indisposition, recourent imprudemment aux émissions sanguines, que leur conseille la routine de leur médecin.

D'autres praticiens, prenant aussi l'effet pour la cause, regardent des évacuations énormes, n'importe par quelle voie, comme salutaires, et secondent par des *vomitifs*, *des purgatifs*, *des diurétiques*, *des sudorifiques*, etc., qu'ils donnent à fortes doses, cet effort grossier d'une nature aveugle, luttant péniblement pour se soustraire à une cause de destruction, dont ces évacuations ne sont, au contraire, que le produit. Le plus souvent, une seule dose presque imperceptible *d'un remède bien homœopathique*, ferait tout rentrer dans l'ordre en quelques heures, sans exposer le malade au moindre danger.

Certains médecins ne voient de salut pour leurs malades, que dans les dérivatifs : au moyen de sétons, de vésicatoires, de cautères, ils couvrent ces malheureux de plaies dégoûtantes et fétides qu'ils devront garder le reste de leurs jours, et ils se figurent ainsi les guérir, tandis qu'ils ne font de fait que remplacer chez eux une maladie par une autre; souvent encore ces moyens cruels, jugés insuffisants, sont secondés par les brûlures terribles du moxa que l'on promène impitoyablement sur diverses parties du corps.

Mes citations sont déjà trop nombreuses pour démontrer à tous l'insuffisance de la médecine de l'école. D'ailleurs, la plupart des médecins en

---

(1) Je veux parler du sang que beaucoup de médecins tirent à profusion, comme s'ils craignaient que leurs malheureux malades en eussent toujours de trop. Quel aveuglement! parce que ce fluide précieux circule trop rapidement et cause divers désordres, on s'en prend à sa quantité, quand bien souvent déjà elle est insuffisante. Au lieu de rendre la quantité du sang responsable de tout le mal qu'on veut combattre, il suffit d'attaquer la cause qui trouble la circulation, et l'équilibre est bientôt rétabli; c'est ce que l'*homœopathie* donne le moyen de faire avec la plus grande facilité.

(2) Il y a quelqnes années, cette manie de sangsues a été poussée si loin, que l'espèce a manqué en France; é'ctait alors une branche de commerce fort lucrative que d'en importer de l'étranger pour fournir la pratique en ville et les hôpitaux. Comment admettre raisonnablement que la vie de l'homme puisse en quelque sorte dépendre du secours de ce ver aquatique! Cependant ôtez-le, ainsi que les ventouses scarifiées et la lancette, *au médecin censé physiologiste*, et demandez ensuite à cet habile praticien ce qu'il peut encore pour soulager un malade!

conviennent eux-mêmes, et reconnaissent que les plus prudents d'entre eux sont ceux qui ne font rien ; suivant ce sage précepte : *Dans le doute abstiens-toi!* Cependant, je croirais être trop incomplet, si je ne disais rien des maladies de l'enfance.

A Paris, quand un enfant de parents riches tombe malade, on appelle de suite pour le soigner *un médecin d'enfants*. Or, quelle idée entraîne ce titre rassurant? On se figure un praticien aux remèdes essentiellement doux, agréables autant que possible, appropriés à la faiblesse de l'enfance, à son extrême irritabilité, calculés en tout point pour ménager les forces vitales, et ne pas entraver l'accroissement du petit malade. Malheureusement, la réalité ne répond nullement à l'attente! la triste mère qui se consume jour et nuit en efforts pour épargner une larme à son nouveau-né, voit déployer à ses yeux effrayés l'appareil ordinaire des tortures médicales. Ce sont *ces affreuses sangsues*, destinées souvent à tirer le sang du cerveau, et qui en font arriver beaucoup plus par les cris de terreur, de colère et de douleur auxquels elles donnent lieu. Viennent ensuite les *synapismes*, qui dépouillent les jambes et les pieds, la *pommade stibiée*, avec ses boutons brulants et ses traces indélébiles, puis les inévitables vésicatoires, cautères, sétons et moxa, sans compter la glace sur la tête, les douches, les affusions froides, les breuvages dégoûtants contre lesquels l'estomac se soulève, et enfin cette diète exténuante qui avec l'état de squelette, amène l'inflammation de l'estomac et du cerveau que l'on voit toujours se développer chez ceux qui meurent de faim.

Après cette esquisse pleine de vérité, est-il une seule de vous, tendres mères, qui n'appelle de tous ses vœux la réforme complète d'une médecine si peu en harmonie avec nos besoins!

Que lui restera-t-il pour séduire à cette vieille médecine, dont je fais connaître la nullité, lorsque j'aurai démontré que ses seuls titres à la confiance et à la reconnaissance publiques, elle les doit tous au hasard; lorsque je dirai que *la vaccine, le soufre, le quinquina* et *le mercure* sont tous des remèdes homœopathiques, et que quand les allopathes recourent à ces moyens héroïques, ils font de l'*homœopathie*, semblables à ce personnage comique de Molière qui faisait de la prose sans le savoir. J'ajouterai seulement que, ne sachant pas employer ces remèdes, ils tuent fréquemment leurs malades au lieu de les guérir, parce que, selon leur coutume, ils donnent des doses des millions de fois trop fortes, ainsi que l'expérience l'a démontré aux homœopathes.

D'où vient donc cet état permanent d'enfance dans lequel reste la médecine? Dans tous les pays, dans tous les temps, jusqu'à nos jours, les hommes du plus grand mérite n'ont-ils pas employé tout leur zèle à faire avancer l'art de guérir? Comment se fait-il qu'il soit toujours à peu près au même point pour ce qui concerne les maladies internes? rien de plus simple que d'expliquer cette triste vérité : les médecins erraient dans une fausse route, ou, pour mieux dire, ils tournaient complètement le dos *au but*, ils ne pouvaient donc l'atteindre. Tel était depuis trois mille ans le déplorable état de la médecine : à chaque instant, un nouveau système bien absurde en remplaçait un autre usé dans l'opinion ; tel obscur médicastre se croyait un grand homme parce qu'il purgeait plus que tout autre ; celui-là visait à la célébrité en vous gorgeant plus hardiment d'opium ; un autre, véritable émule de *Sangrado*, se faisait un nom en saignant à outrance ses malades ; mais il trouvait bientôt un successeur le laissant loin dans la carrière, car ce grand praticien saigne trois fois par jour !

Enfin parut en Saxe un génie puissant et hardi qui entreprit d'arracher l'humanité souffrante au chaos médical ! ce fut *Hahnemann*. D'un ton d'oracle, il dit à tous, que pour être médecin, il ne suffisait pas d'élever de nouveaux systèmes, de brillantes théories, mais qu'il fallait guérir. A ces paroles, les sommités médicales s'alarmèrent, et réunirent tous leurs efforts contre le géant qui allait les écraser ; il fallut qu'il quittât sa patrie, emportant avec lui la vérité qui, par malheur, ne pouvait être ancienne dès en naissant. Cependant, malgré les cris et les fureurs de l'ignorance, il ne voulut rien retrancher de ce qu'il avait écrit contre l'erreur ; il dit hautement que ses persécuteurs ne savaient rien, et qu'ils devaient désapprendre ce qu'ils croyaient savoir. Ce fut donc le courage et le génie d'un seul homme qui causèrent dans la médecine cette heureuse et mémorable révolution, dont quelques vrais croyants goûtent aujourd'hui les avantages, tandis que la tourbe routinière et orgueilleuse en repousse encore les bienfaits. Il fallait à la science de la vie un homme de caractère, un homme qui osât conjurer tout seul, avec son génie, contre les anciens tyrans de l'art de guérir, et qui fût d'un poids suffisant dans l'opinion pour renverser les idoles que tant de siècles avaient adorées. *Hahnemann* avait erré longtemps dans le labyrinthe médical ; son génie lui fournit des aîles pour en sortir, et son cœur généreux les lui fait prêter avec empressement à tous ceux qui sont las d'y languir.

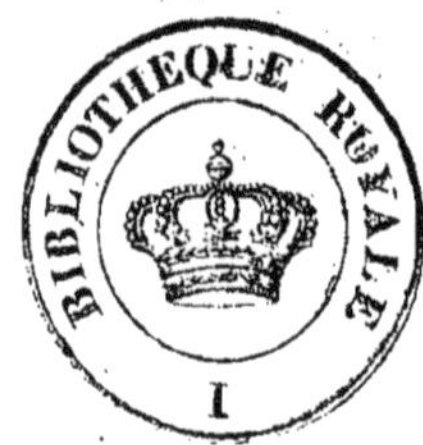

NOTICE SUR HAHNEMANN,

FONDATEUR

DE LA MÉDECINE HOMŒOPATHIQUE (1).

Hahnemann, né à Meissen, petite ville de la Saxe, en 1755, se distingua dès son enfance par une grande aptitude au travail, et par l'esprit solide et judicieux qu'il porta dans ses premières études. En 1775, il se rendit à l'université de Leipsig pour y suivre les cours de médecine, et il employa ses loisirs à traduire de l'anglais plusieurs ouvrages médicaux. Après deux années de travaux, il alla à Vienne, afin d'y suivre les hôpitaux, et sut si bien mériter la confiance et l'amitié du médecin directeur de l'hôpital de *Léopold*, le docteur *de Quarin*, que celui-ci se faisait souvent remplacer par le jeune Hahnemann auprès de ses malades.

Quelque temps après, il se rendit à l'université d'Erlangen, dans l'intention d'y prendre le grade de docteur, et il y soutint publiquement sa thèse. Revenu en Saxe, il changea plusieurs fois de séjour jusqu'en 1789, qu'il se fixa à Leipsig. Il est à remarquer que pendant tout cet espace de temps, il se livra principalement à des études de chimie et de minéralogie. Convaincu qu'il était de l'imperfection de la médecine ordinaire, dégoûté de ses contradictions sans nombre et du vide de ses théories, il renonça presque entièrement à la pratique, pour se livrer à de nouvelles études.

Il publia un grand nombre de traductions de l'anglais, du français et de l'italien, et beaucoup d'articles de médecine et de chimie dans les journaux scientifiques de l'Allemagne. Ce qui est resté de ces premiers travaux, et ce qui avait contribué déjà à lui faire un nom avant la découverte des faits homœopathiques, ce sont principalement : ses recherches sur l'empoisonnement par l'arsénic, les preuves judiciaires pour le constater, et le mode de préparation du mercure soluble qui a conservé son nom. L'ensemble de ces travaux, dont la direction était tout expérimentale, prouve que dès lors *Hahnemann* n'entrevoyait de salut pour la médecine, que dans un examen plus attentif des faits. Déjà à cette époque on voit naître chez lui cette idée, devenue plus tard si féconde, que la première condition d'un emploi sûr des substances médicales, c'est l'étude approfondie de leurs effets vrais sur l'organisation humaine, et que le seul

(1) Ce précis historique est extrait de la *Bibliothèque homœopathique*, 1832, imprimée à Genève.

moyen d'observer ces effets d'une manière concluante, c'est de les suivre attentivement chez l'homme sain, et non chez le malade, où mille influences perturbatrices inappréciables contribuent à les dénaturer.

Dans l'année 1790, en traduisant la *Matière médicale de Cullen*, Hahnemann fut si mécontent des hypothèses gratuites par lesquelles on tentait d'expliquer la puissance fébrifuge du quinquina, qu'il résolut d'éclaircir enfin cette question, en faisant sur lui quelques essais avec cette substance. Ce fut alors qu'il découvrit avec étonnement le premier fait, qui donna naissance plus tard à la doctrine homœopathique. Il observa que le quinquina, par son action propre, produisait chez l'homme sain une fièvre intermittente très analogue à celle que ce médicament guérit le mieux, et qu'en outre, il faisait naître une foule d'autres symptômes très variés dont il n'avait jamais été question dans les matières médicales. Frappé de cette observation, Hahnemann se demanda si la propriété fébrifuge du quinquina ne viendrait pas précisément de cette faculté de produire chez l'individu sain une affection toute semblable, et si ce fait, une fois bien avéré, ne se répéterait pas pour d'autres substances capables aussi de développer des maladies. L'expérience seule pouvait en décider : il n'hésita pas à l'interroger, avec un zèle et une patience que la perspective d'un grand but à atteindre pouvait seule soutenir à un si haut degré.

La première chose à faire était évidemment d'étudier avec le plus grand soin sur l'individu sain les symptômes propres à chaque substance qu'on emploierait plus tard à guérir. Hahnemann commença dans ce but une série d'expériences sur lui-même et sur quelques amis disposés à coopérer à ses travaux. Rien ne lui coûta pour arriver à ses fins : privations de tout genre, régime sévère pendant les essais, souffrances journalières, et souvent très pénibles, causées par l'ingestion répétée de petites doses des poisons les plus actifs; il se soumit à tout pendant des années entières pour arriver à la connaissance de cette loi qu'il cherchait avec tant d'ardeur. Les découvertes curieuses qui furent la suite de ses travaux opiniâtres, le récompensèrent, il est vrai, richement. Il reconnut, avec évidence, à quel incroyable degré d'imperfection se trouvait encore l'étude des propriétés pathogénétiques des médicaments. Tout était à créer dans cette branche de la science. On ne connaissait des principaux agents médicaux que les symptômes les plus saillants; et sans même s'embarrasser de rechercher si ces effets tumultueux appartenaient réellement à l'action directe de chaque substance, ou s'ils n'étaient pas plutôt causés par une réaction violente de l'organisme, s'efforçant de rejeter au dehors la force ennemie qui l'attaquait, on avait classé les agents thérapeutiques suivant ces symptômes saillants, en vomitifs, purgatifs, sudorifiques, diurétiques, etc. Tout ce vain échafaudage s'écroula devant les observations répétées et fidèles d'Hahnemann. Il étudia chaque substance jusque dans les moindres nuances de ses effets, toujours sur l'homme sain, et il vit que ces nuances seules peuvent servir, dans bien des cas, à caractériser l'action des médicaments, dont les symptômes violents se ressemblent presque tous plus ou moins.

Tout en se livrant à ce travail laborieux, qui devait fournir les matériaux d'une matière médicale, Hahnemann, ramené à la pratique par le désir d'explorer la voie nouvelle qui s'ouvrait devant lui, répéta avec d'autres substances le fait si curieux qu'il avait observé dans le mode d'action du quinquina. Il s'assura d'abord que le principe homœopathique se vérifiait également pour les divers médicaments, distingués jusqu'alors par l'épithète de *spécifiques*: que le soufre ne guérissait la gale qu'à cause de la propriété dont il jouit de produire des éruptions cutanées analogues à celles de cette affection contagieuse; que le mercure développait chez une personne saine, des symptômes morbides semblables à ceux qu'il guérit ordinairement, etc.

Ce ne fut d'abord qu'avec la plus grande circonspection qu'Hahnemann tenta sur ses malades l'application du principe nouveau qu'il avait découvert: il essaya de combattre les symptômes des maladies, en leur substituant en quelque sorte l'action de celle des substances déjà éprouvées qui offrait avec eux le plus d'analogie. Le succès couronna ses premières tentatives: il obtint des guérisons tout à la fois plus sûres, plus complètes et plus faciles. L'évidence de mille faits répétés, et dans lesquels le principe se vérifiait toujours, le conduisit enfin à proclamer dans toute sa généralité la loi homœopathique.

Cependant, l'expérience pratique amena bientôt Hahnemann à une découverte nouvelle et très importante relativement au mode d'action des médicaments. On conçoit que la nature même de la méthode homœopathique, qui entraîne nécessairement une augmentation momentanée des symptômes morbides, devait imposer la plus grande réserve dans la dose du remède à administrer; aussi Hahnemann commença-t-il tout d'abord par réduire de beaucoup les doses usitées dans la médecine ordinaire. Il resta cependant, à son début, bien au-dessous de ces atténuations presque infinitésimales, dont l'action a été, et est encore, l'objet de tant de doutes. Il commença par des fractions de grain, telles à peu près qu'on les emploie pour les remèdes les plus actifs, l'arsenic, la noix vomique, la morphine, etc. Le besoin d'une exactitude rigoureuse dans l'appréciation de quantités aussi exiguës, lui suggéra des procédés particuliers pour fractionner les doses; il imagina de mélanger les sucs actifs des plantes, dans des proportions déterminées avec l'alcohol, qui leur sert de principe conservateur, ou les substances sèches pulvérisées, avec le sucre de lait en poudre, matière éminemment neutre et propre à servir d'excipient. Ainsi une goutte de suc de plante, mélangée intimement avec 99 gouttes d'alcohol, donnait une préparation dont chaque goutte contenait un centième de goutte du médicament. Une de ces gouttes, mélangée de nouveau avec 99 gouttes d'alcohol, portait la division jusqu'au dix-millième, et ainsi de suite. Il en était de même des substances en poudre broyées très intimement avec les mêmes quantités proportionnelles de sucre de lait, en prenant le grain pour unité.

Or, ce mode de préparation conduisit Hahnemann à cette singulière observation, que l'acte de broyer les substances, ou de secouer les liquides qu'il mélangeait, développait, à un haut degré, l'énergie de leurs propriétés pathogénétiques, et ce ne fut que guidé par l'expérience, seul oracle auquel il eût foi, qu'Hahnemann arriva, par des réductions successives, aux doses infinitésimales qu'il prescrit aujourd'hui. Ces doses, infiniment petites, sur lesquelles on a tant plaisanté, parce que la plaisanterie était singulièrement facile, sont donc un résultat de l'expérience, et d'une expérience prolongée. La réalité de leur action a été reconnue de tous ceux qui ont bien voulu prendre la peine de vérifier le fait, et le nombre en est grand à l'époque actuelle, car il y a des médecins homœopathes dans presque tous les pays.

Ce fut à Georgenthal, dans un hospice d'aliénés, fondé par le duc Ernest de Gotha, qu'Hahnemann obtint les premiers succès qui firent quelque sensation dans le public; il y guérit, entre autres, un homme de lettre nommé Klockenbring, auquel une épigramme de Kotzebue avait fait perdre la raison. Il pratiqua ensuite à Brunswick, en 1794, et à Kœnigslutter, où ses succès devinrent si décisifs, si brillants, qu'il vit dès lors commencer contre lui les persécutions dont il a eu à souffrir pendant si longtemps. La jalousie de quelques confrères, peu dignes assurément du nom de médecins, et les intérêts des pharmaciens menacés par le succès de la nouvelle doctrine, s'élevèrent contre l'audacieux réformateur, et lui suscitèrent mille obstacles. Il y avait en effet de quoi faire trembler la pharmacie, dans l'apparition d'une méthode qui s'annonçait comme traitant les malades avec des millièmes de grain de médicaments.

Il est évident qu'Hahnemann, surtout à son début, ne pouvait s'en rapporter qu'à lui-même pour le choix et la préparation des substances qu'il employait; nécessité qui résulte de la nature même de la médication homœopathique. On en appela contre lui à d'anciens règlements non, abrogés, qui défendent aux médecins de donner eux-mêmes les médicaments, et qui assuraient aux pharmaciens un monopole exclusif à cet égard. En conséquence, Hahnemann se vit obligé de quitter le pays, ne voulant pas consentir à confier la préparation de ses instruments de guérison aux mains d'adversaires intéressés à traverser ses succès. Il se retira donc d'abord à Hambourg, ensuite à Eislembourg et à Torgau, où il continua ses travaux.

Beaucoup plus désireux de faire tourner au profit de la science et de l'humanité la belle découverte due à sa persévérance, que de la faire servir à ses intérêts pécuniaires, Hahnemann ne songea point à en conserver le secret, ce qui lui eût été très facile. Dès qu'il se fut assuré de la réalité des faits, il publia ses observations dans plusieurs articles du journal de Hufeland, où il rapporta aussi quelques-unes des guérisons obtenues par la nouvelle méthode. Il ne se laissa pas décourager par les attaques violentes qui surgirent alors de toutes parts contre lui. Assuré désormais de la bonté de sa cause, il répondit à ses adversaires avec cette chaleur qui est l'effet d'une conviction profonde, et cette indignation de l'homme d'honneur qui repousse des imputations calomnieuses... Ce fut sans doute un malheur pour l'homœopathie elle-même, que le ton d'extrême acrimonie qui a régné pendant si longtemps dans la polémique d'Hahnemann et de ses adversaires; mais on ne saurait certes en faire un reproche au premier : il a dû proportionner la vigueur de la défense à la violence de l'attaque.

Dans l'année 1800, une épidémie meurtrière de scarlatine, qui ravagea une partie de l'Allemagne, devint pour Hahnemann l'occasion d'une nouvelle découverte aussi curieuse qu'importante. Appliquant au traitement de cette maladie le principe homœopathique, il trouva d'abord dans la belladone un remède spécifique pour la combattre. La belladonne, en effet, dans son action puissante sur l'organisme, produit des éruptions de plaques d'un rouge foncé, accompagnées des principaux symptômes morbides qui caractérisent la scarlatine. Mais après avoir trouvé le remède efficace, Hahnemann se demanda si cette même analogie d'action ne le rendrait point propre à préserver aussi de la contagion, par une influence semblable à celle de la vaccine à l'égard de la petite vérole. Le parallèle, en effet, s'offrait tout naturellement à l'esprit. Aucun fait homœopathique n'est plus singulier, plus surprenant, moins explicable, que l'action préservative, prolongée pendant toute la vie d'un homme, d'une quantité inappréciable en poids de virus-vaccin; et pourtant ce fait, si fort contesté dans l'origine, est maintenant reconnu comme indubitable. Hahnemann entrévit, dans ce fait isolé, une loi générale qu'il était réservé à l'homœopathie de proclamer comme telle. Comment le virus-vaccin met-il l'organisme à l'abri de la contagion de la petite vérole, si ce n'est en y substituant d'avance une action très analogue, et propre, par cela même, à exclure toute influence de même nature? Or, pourquoi le médicament homœopathique et spécifique d'une maladie contagieuse, s'il était pris à l'avance, ne préserverait-il pas de cette même maladie par un procédé tout semblable? Hahnemann essaya donc de faire prendre à un grand nombre d'enfants de très petites doses de belladone, qu'il répétait tous les six ou sept jours pour les préserver de la scarlatine. L'expérience vérifia complètement ses conjectures, et la vertu préservative de cette substance contre la fièvre rouge, niée d'abord et rejetée comme une vaine hypothèse, a été constatée dès lors, dans des milliers de cas, par des médecins de toutes les opinions et de tous les pays.

Hahnemann a encore trouvé beaucoup d'autres préservatifs très importants: la *camomille* prévient les accidents qui suivent une violente colère, l'*aconit* ceux qui pourraient résulter de la peur, la *pulsatille* préserve de la rougeole, le *cuivre* et l'*ellébore-blanc*, du choléra, etc. Bien entendu que ces remèdes doivent toujours être administrés aux doses homœopathiques, et préparés comme Hahnemann l'indique: le régime est aussi indispensable pendant qu'on en fait usage.

Cependant, des observations répétées et l'exercice pratique du nouveau principe médical pendant plusieurs années, avaient produit une masse de faits suffisants pour permettre de s'élever à une théorie plus complète. Hahnemann y travailla pendant quatre années, et, en 1810, il fit paraître son *Organon de l'art de guérir*, où la doctrine homœopathique se trouve exposée avec détail. Cet ouvrage, marqué au sceau du génie, qui a été depuis revu plusieurs fois et fort augmenté, en est maintenant à sa sixième édition; il a été traduit en français et en italien.

Hahnemann revint à Leipsig en 1811, dans le but d'y pratiquer et d'y enseigner l'homœopathie. L'influence que ses doctrines commencèrent dès lors à exercer, réveilla de nouveau contre lui la jalousie et la haine. Les calomnies les plus contradictoires furent répandues sur son compte. On l'accusait tantôt de ne donner à ses malades que des substances complètement inertes, en laissant croire qu'elles étaient douées de toutes sortes de vertus, tantôt de mettre dans tous ses remèdes de l'arsénic et d'autres poisons très violents. On lui reprochait du charlatanisme, tandis qu'il avait loyalement exposé au public les fruits de ses pénibles recherches, et rendu compte d'une manière toute scientifique de sa méthode et de ses procédés. Mais, en dépit de l'opposition la plus violente, ses enseignements trouvaient des disciples, et les malades affluaient autour de lui.

Chose très remarquable, c'est en guérissant plusieurs médecins de maladies contre lesquelles les méthodes anciennes les avaient laissés sans secours, qu'il se fit les disciples les plus chauds et les plus éclairés. Ce fut ainsi qu'il sauva d'une maladie de poitrine le docteur Necher, médecin distingué, qui, plus tard, porta et répandit à Naples les doctrines homœopathiques. Il rétablit aussi les docteurs Aegidi et Petersen.

En 1811, aidé de quelques amis et de plusieurs de ses disciples les plus zélés, Hahnemann commença la publication de sa *Matière médicale pure*, dont six volumes ont paru depuis, successivement, et ont déjà reçu les honneurs d'une deuxième édition. Cet important ouvrage forme maintenant le riche arsenal où les homœopathes vont chercher des armes contre toutes les maladies connues. Près de quatre-vingt mille observations de symptômes variés à l'infini, laissent bien rarement le médecin homœopathe dans l'embarras, lorsqu'il s'agit de trouver les analogues d'une affection quelconque. Cette richesse cependant s'accroît chaque jour, et il serait difficile d'assigner, sous ce rapport, des limites aux développements futurs de l'homœopathie.

Cependant, jusque vers l'année 1816, la méthode homœopathique n'avait obtenu de succès bien décidés que dans son application aux maladies aiguës. La classe des affections chroniques, si nombreuse et si rebelle aux traitements ordinaires, avait présenté à l'homœopathie même des difficultés inattendues. Convaincu, par sa longue expérience, de la généralité du principe de sa doctrine, Hahnemann vit dans ces obstacles même l'indice d'un problème non résolu encore sur la nature des maladies chroniques. Il appliqua à la recherche de ce problème tout son talent d'observation et son infatigable ardeur de travail, et c'est ainsi qu'il fut amené, après plusieurs années, à établir le principe de la nature miasmatique des affections chroniques, et découvrir les substances propres à les combattre efficacement.

Ce ne fut qu'après douze années d'expériences et d'observations, qu'Hahnemann publia les fruits de ses nouvelles et précieuses recherches, dans son ouvrage sur les maladies chroniques, imprimé en 1828 (1).

Cependant, en 1820, de nouvelles persécutions, suscitées principalement par les pharmaciens de Leipsig, forcèrent encore Hahnemann à quitter cette ville. Mais cette fois, le duc régnant d'Anhalt-Coethen, Ferdinand, offrit à l'illustre proscrit un asile assuré dans sa résidence, et

---

(1) Les maladies chroniques, leur nature propre et leur traitement homœopathique, par *Samuel Hahnemann*, traduction française par *Jourdan*, 1832, 2 vol. in-8°.

l'accueillit avec la plus grande distinction. Il a séjourné quatorze ans à *Coethen*, où il s'est voué entièrement à la pratique étendue que sa célébrité lui procurait, et à l'achèvement de ses immenses travaux. Pendant tout ce temps, cette ville fut le rendez-vous de tous les malades qui, n'ayant trouvé aucun secours dans la médecine ordinaire, et ne connaissant point à proximité de disciples d'*Hahnemann*, n'hésitaient point à franchir l'espace qui les séparait du vénérable père de l'*homœopathie*.

Depuis 1834, Paris a le bonheur de posséder le génie de l'Allemagne; mais ce n'est pas pour se reposer de ses fatigues qu'*Hahnemann* a choisi la noble France, il était sûr que sa présence parmi nous accélérerait la propagation de l'homœopathie dans l'univers, et il s'est décidé à nous consacrer les dernières années de sa belle carrière médicale. Quoique le père de la vraie médecine ait déjà atteint le grand âge de quatre-vingt-sept ans, il opère chaque jour des cures merveilleuses, et se livre encore à de nouveaux perfectionnements de son art, dont les homœopathes attendent avec impatience la publication.

Cetté faible esquisse de la vie et des précieux travaux d'*Hahnemann* suffira pour montrer combien est peu fondée l'accusation de charlatanisme si souvent portée contre lui par ses adversaires. On le voit suivre dès l'origine une marche toute rationnelle et expérimentale, ne s'appuyer que sur les faits, donner connaissance de toutes ses découvertes à mesure qu'il se croit assuré de leur certitude, et chercher à les rattacher par le raisonnement aux lois générales de la nature. On lui a reproché d'avoir imaginé les doses infinitésimales pour donner à sa doctrine un air de singularité; mais comment ne songe-t-on pas que c'eût été là un fort mauvais moyen de succès? Qui peut douter que le *principe homœopathique* n'eût trouvé bien plus facilement accès dans le monde médical, sans cette excessive exiguité des doses, qui heurte de front toutes les notions du sens commun? Singulier calcul, que celui de faire naître de prime abord l'incrédulité pour attirer la confiance! Tout ce que l'*homœopathie* a de paradoxal découle réellement de la nouveauté complète des faits, l'*intérêt personnel* du fondateur eût exigé que ces faits singuliers fussent tenus secrets, ou suffisamment modifiés pour les réconcilier avec nos notions habituelles.

On ferait un petit volume en rassemblant les titres des ouvrages qui ont paru en Allemagne pour ou contre l'*homœopathie*. Ce qui frappe le plus dans cette polémique, c'est que la nouvelle doctrine n'a été, en général, combattue que par des raisonnements, et jamais par des faits bien observés, tandis qu'elle n'en appelle qu'aux faits pour prouver sa validité.

De l'Homœopathie

ET

DE SA SUPÉRIORITÉ INCONTESTABLE

SUR

LA MÉDECINE ORDINAIRE.

En considérant ses ressources inépuisables, nous n'hésitons pas à déclarer que l'*homœopathie* est cette médecine vainement cherchée jusqu'à nos jours, pressentie déjà il est vrai par quelques beaux génies, mais qu'il était réservé au grand *Hahnemann* de révéler avec toute sa clarté et sa certitude, pour le bonheur et le salut de l'humanité souffrante. Il luit donc enfin, pour tous les vrais amis de leur art et de leurs semblables, ce beau jour où les médecins, sortant de la fausse route où ils persévéraient depuis tant de siècles, vont marcher avec confiance au secours des malheureuses victimes vouées naguère à une mort prématurée et certaine! Honneur à l'homme de génie qui vient de fixer les destinées médicales, et de convertir en une pratique sûre et consolante les tâtonnements effrayants ou la routine imperturbable de nos systèmes médicaux. Qu'il s'étende et grandisse sur toute la terre cet édifice conservateur dont *Hahnemann* a jeté les premiers fondements; que ses nombreux disciples y travaillent tous avec zèle, en suivant religieusement le plan tracé par leur savant maître; alors la médecine cessera d'être un art conjectural, car elle sera devenue, dans la plupart des cas, une certitude.

L'essor que l'*homœopathie* a pris dans tous les pays, en dépit de la fureur envieuse de ses implacables ennemis, suffirait seul pour donner une idée de la haute portée de cette doctrine (1). Si l'on réfléchit aux

---

(1) Plusieurs de nos confrères ont signalé dans les journaux allemands les progrès rapides de l'*homœopathie* dans tous les pays; aussi, je ne m'étendrai pas dans cette brochure sur ce sujet, que je ne pourrais qu'ébaucher faute d'espace; je me bornerai donc à dire que la doctrine d'*Hahnemann* brille surtout en *Allemagne*, en *Prusse*, en *Pologne*, en *Russie*, en *Amérique*, et qu'elle commence à percer en *Angleterre*. Les allopathes ne savent que trop les succès qu'elle obtient à *Paris*, et dans presque toutes les grandes villes de *France*. Nous voyons en ce moment notre faculté pari-

difficultés sans nombre qui devraient arrêter les homœopathes, et aux armes si faciles à manier que leurs adversaires emploient avec acharnement contre eux, on est surpris de la vive impression qu'ils ont déja produite sur les esprits. Comment leur science, si peu propre à séduire par ses apparences extérieures, puisqu'elle heurte de front toutes les croyances médicales, peut-elle ainsi se répandre et faire de nombreux prosélytes, si ce n'est par la force irrésistible des faits, par les cures extraordinaires qu'elle opère chaque jour sur des malades regardés comme incurables par les médecins les plus habiles?

Pour expliquer les progrès étonnants de l'homœopathie, je vais faire connaître en peu de mots par où pêchent surtout les médecins de l'ancienne école; puis, je dirai ce qui donne tant de supériorité sur eux aux disciples d'*Hahnemann* :

L'*allopathe drogueur* n'a que des idées vagues sur les propriétés des médicaments, parce qu'il ne les a expérimentés que chez le malade, marche incertaine qui conduit presque toujours à l'erreur. Ce qui vient ajouter à ses incertitudes et à ses embarras, c'est le grand nombre des drogues qu'il mêle ordinairement ensemble (1), d'où naissent des effets qu'il ne peut prévoir et qui trompent si souvent son attente.

Il agit presque toujours sur des points éloignés du mal pour produire des dérivations, et rend inutilement malades des organes parfaitement sains, sous prétexte de venir au secours de celui qui est actuellement en souffrance : semblable à cet homme aux expédients qui emprunte à de nouveaux créanciers pour en faire taire un autre qui crie trop fort.

Le *saigneur de profession*, autre allopathe plus dangereux encore, s'il est possible, que le précédent, ne veut s'en prendre qu'au sang. A son avis, son malade ne saurait devenir assez faible, et il ne le croit jamais

---

sienne en émoi parce qu'un professeur célèbre à l'Ecole de Médecine de Montpellier, le docteur d'Amador, ébranle jusque dans leur fondement les vieilles erreurs médicales, en répandant du haut de la chaire des flots de lumières homœopathiques. La médecine nouvelle est aussi en grande faveur en *Suisse*, dans le *Piémont*, à *Naples*, et *surtout en Sicile*, où l'infatigable docteur *Murc* l'a mise en grande vénération. L'*Espagne* même compte quelques homœopathes, ils ont déjà pénétré au *Caucase*, en *Perse*, dans le *Bengale*, en *Grèce*, en *Egypte*, en *Algérie*, au *Brésil* et aux *Antilles*. Sans doute il serait exagéré de dire que l'*homœopathie* soit bien répandue dans ces neuf dernières régions, mais il est certain qu'elles participent déjà aux bienfaits de notre science.

(1) Telle potion, dite *calmante*, contient une dixaine de substances incendiaires ! on voit encore figurer dans les ordonnances de nos docteurs le *diascordium*, *électuaire* composé de plus de deux cents substances, et la *thériaque* de plus de trois cents, qui hurlent de se trouver réunies. « Cependant, *me dira-t-on*, il existe des remèdes pré- « cieux quoique composés de plusieurs substances, et qui, dans certaines affections « graves, peuvent être regardés comme spécifiques. » *J'en conviens*, mais comme ils sont en très petit nombre, quelques exceptions ne détruisent point la règle.

plus près de sa guérison que quand son dernier souffle est sur le point de s'exhaler. Cette méthode qui prétend guérir en privant du principe vital, est d'autant plus absurde, que si l'on ne donne pas d'aliments, la vie ne tarde point à s'éteindre, et que si l'on en donne, les accidents reparaissent.

Caractères distinctifs de l'homœopathe.

1° Le disciple d'*Hahnemann* trouve dans la matière médicale ce qui lui est nécessaire pour combattre toutes les maladies; il ne recourt donc jamais aux moyens épuisants, perturbateurs et violents de l'ancienne médecine.

2° Il n'emploie qu'un seul médicament à la fois, parce qu'il tient à savoir ce qu'il fait, et qu'il ne peut se décider à donner au hasard une substance dont dépend la vie de son semblable.

3° Sa marche est sûre, il ne se laisse point entraîner par telle ou telle idée hypothétique, parce qu'il connaît les propriétés *réelles* de chaque médicament, dont l'étude a été faite sur l'*homme sain*, seul moyen de ne pas errer quand on expérimente une nouvelle substance.

4° Il agit directement sur l'organe malade, et le débarrasse promptement de ses souffrances, sans affaiblir ou irriter les organes sains par des attaques aussi inconsidérées qu'inutiles.

5° Il a soin de n'administrer que des doses très faibles de médicaments, parce qu'il agit directement sur un organe malade, dont la sensibilité est des millions de fois plus grande que dans un organe sain.

6° Il respecte toujours le principe vital, parce qu'il pense qu'un homme ne peut pas plus se passer de sang qu'une lampe d'huile. Il ne met pas systématiquement ses malades à la diète; il ne surcharge pas leur estomac de boissons débilitantes qui ôtent les facultés digestives; mais, quand il n'a pas affaire à des enfants sans raison, il dit simplement de boire quand on a soif, et de manger quand on a faim. Il sait qu'en n'affaiblissant pas l'économie, la nature, aidée par de bons remèdes, a plus de chances de prendre le dessus, que si on la réduit à un état d'épuisement qui empêche toute réaction salutaire.

7° Enfin, quoiqu'il ait de fort bonnes raisons pour se regarder comme bien au-dessus des médecins ordinaires, il n'a pas le fol orgueil de vouloir expliquer ce qui passe son intelligence : il reconnaît avec humilité que les phénomènes de la nature ne sont point à la portée de l'homme, et consent à guérir ses malades avec les *atômes homœopathiques*, quoiqu'il ne puisse pas expliquer d'une manière complètement satisfaisante, comment le mal disparaît si promptement. A ses yeux, *la loi homœopathique*, vraie de toute éternité, est un secret de Dieu, qu'il ne s'indigne pas plus de ne pas comprendre que tant d'autres phénomènes inexplicables, tels que l'*attraction*, la *germination*, la vie, la mort, etc., etc.

L'homœopathie guérit toutes les maladies aiguës sans exception, et par conséquent celles contre lesquelles l'ancienne médecine réussit quelquefois; mais ce nouveau traitement l'emporte de beaucoup sur les moyens ordinaires pour l'*agrément*, la *commodité*, la *promptitude*, la *sûreté* et l'*absence de rechutes*. Outre que la médecine d'Hahnemann épargne aux malades *les ennuis*, *les dégoûts*, *les sujétions* et *les souffrances inséparables de la routine usitée*, comme elle proscrit les *émissions sanguines et la diète*, elle n'épuise pas les forces vitales et ne traîne jamais à sa suite ces convalescences interminables qui laissent dans une perplexité continuelle. Après l'usage des moyens allopathiques, on ne sait trop si la santé reviendra définitivement ou si la maladie reparaîtra. Celui qui a eu le bonheur d'échapper à la mort, vit longtemps de terreur: il n'ose, ni manger, ni mettre le nez à l'air, dans l'appréhension d'une rechute, qui produit sur lui l'effet pénible de l'épée de Damoclès. Aussitôt, au contraire, que les symptômes morbides ont cédé aux remèdes homœopathiques, la personne ainsi guérie peut manger à sa faim, et comme elle n'a rien perdu de ses forces, elle reprend de suite ses occupations habituelles sans crainte de récidive et sans convalescence.

Pour continuer le parallèle des deux méthodes et démontrer la supériorité marquée de l'*homœopathie*, suivons-les dans le traitement d'un certain nombre de maladies aiguës: La fièvre inflammatoire, dont la durée moyenne est d'une à deux semaines, qui exige une diète sévère, des boissons rafraîchissantes et d'abondantes saignées, cède, en peu d'heures, à quelques globules homœopathiques. La fluxion de poitrine ou pneumonie, traitée aussi par les moyens dits antiphlogistiques, dure ordinairement de sept à vingt jours, et souvent encore, quand elle ne cause pas la mort, elle passe à l'état chronique. Les homœopathes en triomphent, avec certitude, en quatre, cinq ou six jours, et les malades traités par eux, sont radicalement guéris.

La nouvelle médecine a des remèdes assurés et d'une action très prompte contre *la coqueluche*, *les angines graves des enfants*, *le croup*, *les convulsions*, *les fièvres célébrales*, *les épanchements au cerveau*; *les inflammations en général*, *les maladies éruptives*, *etc.* Quelle sécurité pour vous, pauvres parents, qui avez déjà vu périr plusieurs de vos enfants chéris au milieu des angoisses de la maladie auxquelles venaient s'ajouter les souffrances des remèdes cruels employés vainement pour la combattre: vous conserverez au moins ceux qui vous restent; car, si vous ne la repoussez pas, l'*homœopathie* vous en répond! Et comment hésiteriez-vous à y recourir? N'est-il pas plus sage d'essayer d'un traitement dont on ne connaît point encore les bons effets, que de revenir sans cesse à celui dont on a trop de fois subi les conséquences funestes?

Indépendamment des précieux préservatifs indiqués page 23, dont *Hahnemann* a gratifié l'humanité, il a encore trouvé un remède spécifique contre les suites si redoutables des chutes sur la tête, des commotions, des contusions, des entorses, des blessures, des opérations chirurgicales, etc. Il fait connaître une substance qui arrête les vomissements des navigateurs; plusieurs autres qui calment tous les malaises des femmes enceintes, et leur épargnent la nécessité de se faire saigner, etc.

Enfin, il me reste à parler des maladies chroniques: elles dépendent fort souvent des traitements mal conduits, de répercussions imprudentes au moyen desquelles un virus quelconque, quittant la peau, ne manque point de se fixer sur un organe important à la vie. Entre les mains de la plupart des médecins, leur traitement n'est jamais suivi de succès; en effet, ils se bornent presque tous aux remèdes palliatifs et aux calmants, qui ne peuvent amener la guérison. Ces affections rebelles résultent toujours d'un vice héréditaire ou acquis, ou bien, comme je l'ai déjà dit, de la répercussion d'un ou de deux virus, de la combinaison de l'un des deux ou de l'un et l'autre avec les effets délétères de remèdes mal appliqués ou donnés à des doses énormes, et elles résistent indéfiniment aux traitements qui n'attaquent pas directement la cause du mal. Un petit nombre d'exemples prouvera suffisamment ce que j'avance: Que peut en général la médecine ordinaire contre l'épilepsie ancienne? à peu près rien: elle a épuisé, dans ses essais infructueux contre cette affection, la liste des poisons les plus violents, qu'elle a souvent donnés avec peu de mesure; à Bicêtre, dans des essais plus téméraires encore que de coutume, un grand nombre de malheureux ont succombé en peu d'heures sous des doses effrayantes d'acide prussique, et c'est tout au plus si ces remèdes sont parvenus à éloigner les accès; mais quelles sont les cures radicales obtenues? quel traitement oppose-t-elle à l'apoplexie? les émissions sanguines: mais dans la plupart des cas, ce pernicieux moyen ôte toute chance de guérison au malade: et si, dans quelques circonstances, il semble procurer momentanément du mieux, une seconde, une troisième attaque, et la mort ne sont pas loin. Que peut-elle pour détruire la paralysie, sur laquelle l'électricité même échoue si souvent?

Prenons les maladies nerveuses: il y a trop longtemps qu'elles font le désespoir des gens de l'art, pour que ceux qui sont vraiment amis de l'humanité ne se réjouissent pas sincèrement d'apprendre qu'on a trouvé tout ce qu'il faut pour les faire disparaître. Avant l'*homœopathie*, qu'il était triste le rôle du médecin appelé pour une maladie de ce genre! Après avoir essayé, pour la forme, quelques remèdes, qu'il regardait lui-même comme insignifiants, il en était réduit à dire : *C'est nerveux;* ce qui, traduit littéralement, signifie : *Je ne sais que faire.* — Il en était de même pour la goutte, ce mal terrible et si commun : les symptômes morbides résistaient-ils aux remèdes toujours incapables de les détruire? Le médecin, pour consoler le pauvre patient, se bornait à lui dire : *Que voulez-vous? il faut de la patience! c'est goutteux; vivez avec votre ennemi.*

Hahnemann nous indique encore les moyens de triompher de toutes ces maladies chroniques, et cette admirable découverte, due à son génie, rendra son nom immortel, et lui vaudra le beau titre de bienfaiteur de l'humanité.

AVIS IMPORTANT.

Un certain nombre de personnes, amies de la vérité et poussées par le besoin de se rendre utiles à leurs semblables, répandent dans leur société, avec le zèle le plus louable, les succès obtenus sur elles ou sur leur famille par les médecins homœopathes; mais il en est beaucoup plus qui, tout en nous rendant justice intérieurement, et nous témoignant même la plus vive reconnaissance dans le tête-à-tête, ne se sentent point le courage, pour divers motifs, de dire la vérité à leurs anciens médecins, et cachent les beaux résultats de l'homœopathie, en leur laissant croire qu'ils doivent la santé à l'ancienne médecine. La faiblesse mal entendue de ces trop bienveillants clients est très blâmable, car elle retarde la conversion de beaucoup d'allopathes, et prive ainsi les malheureux malades des seuls secours vraiment efficaces. Que ceux donc qui tiennent à la propagation des bienfaits de l'homœopathie, mettent un vain respect humain de côté et agissent en conséquence.

Il faut aussi que les malades se tiennent en garde contre une fausse sécurité dans laquelle certains médecins de l'ancienne école les laissent avec préméditation : avant les succès des homœopathes, l'habitude de nos grands docteurs était d'abandonner un malade aussitôt qu'ils le regardaient comme perdu, afin qu'il mourût dans les mains d'un médecin subalterne; notre présence, qui les inquiète, a complètement changé leur marche : Ils font tout ce qu'ils peuvent pour donner de l'espoir aux familles jusqu'au moment de l'agonie; afin que les homœopathes n'obtiennent pas un succès de plus dans un cas qu'ils auraient signalé comme incurable; et sourds à la voix de l'humanité, ils éloignent impitoyablement l'homœopathie dont ils ont tant de fois constaté les succès sur des malades qui seraient morts infailliblement s'ils avaient continué à accepter leurs soins.

RÉFUTATIONS DES OBJECTIONS

ET DES MENSONGES

QUE FONT

contre l'Homœopathie

SES DÉTRACTEURS INTÉRESSÉS.

Quand l'homœopathie parut à Paris en 1832, la défiance des gens de l'art était tout aussi naturelle que l'appréhension des malades. Les médecins qui ne connaissaient rien de cette doctrine nouvelle pour eux, quoiqu'elle eût déjà 40 ans de succès en Allemagne, n'étaient nullement disposés à l'essayer sur leurs clients, qui, eux-mêmes, ne se hâtaient pas de se livrer à ces hommes de progrès, qu'on leur représentait comme autant de charlatans. Cette disposition des esprits semblait une barrière presque insurmontable à la propagation de la médecine d'*Hahnemann*; cependant, le petit nombre d'homœopathes courageux qui, à cette époque, entreprit la révolution médicale, ne recula point devant ces difficultés. Pendant la première année, leurs ennemis se contentèrent d'en parler comme de fous que les lois ne pouvaient atteindre, mais dont le bon sens public ne tarderait pas à faire justice. Tout au plus s'il leur était accordé trois mois d'une existence traînée dans l'amertume et les dégoûts de tous genres. Heureusement pour l'humanité, cet arrêt n'était point en dernier ressort! La vérité, malgré tous les obstacles, parvient enfin à se faire jour: il ne pouvait donc manquer d'arriver que *la loi homœopathique*, découverte seulement depuis un demi-siècle, mais de fait aussi ancienne que le monde, vînt servir de fanal aux médecins qui veulent conduire leurs malades à bon port.

Aussi, combien elles sont changées, les destinées de l'homœopathe de Paris! Naguère, il était un objet de risée, de sarcasmes et de mépris, même de la part des plus obscurs médicastres: maintenant, grâce à ses succès, il a l'honneur d'être appelé, dans les cas les plus graves, après les célébrités de l'ancienne école: car ce n'est plus d'elles qu'on attend un dernier secours, depuis que l'homœopathie a prouvé que leurs arrêts suprêmes n'étaient pas toujours irrévocables.

Les médecins de bonne foi reconnaissent volontiers le mérite de notre doctrine, parce qu'il n'est plus un seul praticien de la capitale qui n'ait eu connaissance d'un grand nombre de nos cures; aussi leur langage à notre sujet est-il tout autre que celui qu'ils tenaient il y a huit ans. Mais, quelle que soit l'évidence des faits, on rencontrera toujours des hommes sans conscience, et indignes du beau titre qui leur a été conféré, qui seront constamment sur la brèche pour défendre leurs vieilles positions et nier les éclatants services que rend l'homœopathie, parce que, dans leur égoïsme cupide, ils ne songent qu'à eux, sans s'occuper des intérêts de leurs semblables ni de ceux de la science.

Après avoir surabondamment fait connaître tout ce que vaut l'*Homœopathie*, passons en revue et réfutons les principales objections que font contre elle ceux qui, ayant la manie de parler sans savoir, se permettent de la juger sans la connaître, et ceux qui, redoutant l'ascendant infaillible que ses succès lui assurent dans l'opinion, font ce qu'ils peuvent pour éloigner le moment où tout autre traitement que celui qui nous occupe sera repoussé par les malades.

L'amour-propre froissé suscite bien des ennemis à la médecine d'*Hahnemann*, et cette vérité s'explique trop facilement pour que je m'arrête à la démontrer; mais ce qui mettra sans contredit le plus d'obstacles à son admission par tous les médecins, c'est la paresse. Quand on s'est créé une routine facile et commode, tirée de ses connaissances acquises; quand on jouit de quelque réputation, et que l'on se trouve satisfait du produit d'une bonne clientelle, il faut un véritable courage et beaucoup de dévouement pour faire des études toutes nouvelles et renoncer à ses anciennes croyances: de plus, cette *homœopathie*, si longue à bien apprendre, si soigneuse dans ses observations auprès du lit des malades, ne permet plus les visites faites à la passade.... les conséquences de ce fait se déduisent d'elles-mêmes. Quand l'opinion publique, ébranlée par de nombreux succès, se sera enfin manifestée, alors seulement tous les médecins se verront forcés d'étudier l'*homœopathie*; heureux ceux qui, d'eux-mêmes, se seront mis à l'œuvre les premiers.

« *Je voudrais bien croire à l'homœopathie*, » me disait un jour un confrère avec lequel je causais amicalement sur cette science, *parce que*,
« *s'il en était ainsi, je l'étudierais avec ardeur*. — Le moyen d'y croire,
« lui répondis-je, c'est d'en faire quelques applications : — *Mais je crain-*
« *drais de compromettre la vie de mon malade, en me servant d'une*
méthode à laquelle je ne crois pas. — En procédant comme je vais

« l'indiquer, vous n'avez rien à redouter : commencez sur une maladie « bien caractérisée qui vous laisse quelques heures disponibles pour faire « votre essai sans inconvénient; si dans ce court espace de temps l'HO- « MOEOPATHIE ne procure pas un mieux évident, vous pourrez de suite « recourir à vos moyens habituels. Faites mieux : choisissez des cas où la « médecine ne prescrit ordinairement rien, les vomissements des femmes « enceintes par exemple ; vous les verrez bientôt disparaître sous l'in- « fluence du remède convenable, et l'heureuse femme qui aura servi à « votre expérience se trouvera ainsi débarrassée d'une incommodité sou- « vent très fatigante, qu'elle était destinée, peut-être, à garder pendant « plusieurs mois ; ou bien, quand vous rencontrerez un corysa (1) fort « intense, administrez le globule homœopathique à cette affection, l'exis- « tence du moucheur n'en sera pas compromise, et il vous certifiera qu'il « s'est trouvé parfaitement guéri en quelques heures. — *Soit, mais vous « me parlez là de maladies trop légères : je désirerais que vous m'ap- « pelassiez comme spectateur, lorsque, parmi vos clients, vous auriez « à traiter un cas aigu bien grave, je serais curieux de voir comment, « avec vos globules, vous vous en tireriez.* — Rien de plus facile pour « moi que de vous satisfaire; seulement, je ne suivrai pas tout-à-fait la « marche que vous me tracez pour vous convaincre : au lieu de « traiter devant vous un de mes malades que vous pourriez supposer « avoir été choisi par moi parce que je l'aurais jugé plus facile à guérir « que tout autre, je m'en remettrai à vous-même pour le choix du sujet. « Quand vous aurez trouvé dans votre clientelle une maladie aiguë suffi- « samment grave pour vous inquiéter sur son issue probable, veuillez « m'en avertir, et j'aurai le plaisir, tout en guérissant votre malade, « de vous convertir à la seule vraie médecine..... » Mon offre fut acceptée avec une sorte de reconnaissance ; mais plusieurs années se sont déjà écoulées depuis cet entretien, et je suis encore à attendre l'avertissement de ce confrère.

Par suite d'un esprit de vertige qui semble poursuivre un grand nombre de malades, l'*homœopathie* rencontre, pour se faire jour, des difficultés vraiment étranges : les uns, atteints de maux chroniques qui ont résisté à tous les remèdes connus, aux médecins et aux eaux de tous les pays, ne veulent lui reconnaître de mérite, qu'à condition qu'ils se trouveront presque immédiatement rétablis par elle ; ils semblent n'avoir de patience que pour des essais infructueux ; cependant, si les *homœopathes*

---

(1) Rhume de cerveau.

peuvent sans contredit beaucoup plus que les autres médecins pour guérir les malades, ils ne s'annoncent pas comme faisant des miracles! Quand donc ils sont appelés après tant de traitements nuisibles dont les effets compliquent l'affection primitive, il faut nécessairement un peu de persévérance pour que la guérison puisse s'opérer.

Au contraire, une affection grave est-elle enlevée d'un seul coup, par un remède parfaitement homœopathique, comme cela arrive assez fréquemment, loin que cette cure profite à la nouvelle doctrine, nous la voyons tourner contre elle. Le malade habitué à des traitements interminables, sur lui, sur ses amis, sur sa famille, dit, à qui veut l'entendre, *que sans doute son mal avait à finir, car il est impossible que si peu de chose ait pu produire tant d'effet en si peu de temps.* D'après un raisonnement de cette force, si un globule pouvait prendre le volume d'un éléphant, on se garderait bien de mettre en doute son efficacité; cependant, quel est le poids ou le volume du miasme imperceptible qui communique la rougeole, la scarlatine, la petite vérole? Quelle quantité de virus-vaccin faut-il pour préserver de cette dernière affection, puisqu'il est reconnu qu'un verre d'eau dans lequel on laverait une lancette trempée seulement dans un bouton, fournirait de quoi vacciner efficacement plus de mille personnes. Tout le monde sait qu'un grain de musc suffit pour infecter, en quelques minutes, une maison entière; que pèse donc la molécule odoriférante qui s'en dégage? Elle détermine très promptement de violentes convulsions chez beaucoup de femmes; et cependant, il est bien reconnu, qu'après avoir donné lieu à de si puissantes émanations pendant un an, ce grain de musc, placé dans la balance, ne paraît pas avoir sensiblement perdu de son poids. De tels faits, que personne ne contestera, sont-ils moins surprenants que l'action des globules homœopathiques?

Certains médecins, qui n'ont pas le droit d'ignorer ce que je viens de citer, ne manquent cependant pas de dire, quand ils en trouvent l'occasion: « *Quels charlatans que ces homœopathes! ils prétendent, à la* « *dose ridicule d'un millionnième de grain, produire des effets positifs* « *avec les mêmes substances que nous administrons souvent, sans grands* « *résultats, à celle de douze, trente-six, soixante-douze grains, et même* « *plus, la rhubarbe par exemple! Quelle crédulité ne faut-il pas pour* « *ajouter foi à de pareilles absurdités!* ».... Ces réflexions, quand elles s'adressaient à des personnes qui, peut-être pour la première fois, entendaient parler de l'*homœopathie*, manquaient rarement leur effet; maintenant, tous ceux qui auront lu attentivement cette brochure, sauront au juste ce qu'ils doivent en penser. Quelques renseignements que je vais ajouter, prouveront, jusqu'à l'évidence, la mauvaise foi de tant de détracteurs intéressés, ou bien, leur ignorance absolue des principes élémentaires de cette *homœopathie* si souvent chargée de réparer le mal qu'ils ont fait, quoiqu'en suivant scrupuleusement les préceptes de leur école.

Quand un *allopathe* fait prendre à un malade soixante-douze grains de rhubarbe, son intention est de produire un effet purgatif; en stimulant fortement le canal intestinal, il en augmente de beaucoup la sécrétion naturelle, et cause un véritable trouble dans l'organisme. L'*homœopathe* ne recourt jamais à de semblables moyens; son rôle essentiellement pacificateur est de rétablir l'ordre et l'harmonie partout où ils ont cessé d'exister; et quand il donne un millionnième de grain du médicament en question, il est loin de vouloir purger: c'est pour faire cesser certaines coliques accompagnées de dévoiement, résultat qu'il obtient toujours en quelques heures. Son but étant, comme on le voit, tout-à-fait autre que celui de l'*allopathe*, il n'est donc pas surprenant que la dose soit aussi bien différente. On concevra facilement l'absolue nécessité de ces doses si faibles, quand on saura que la maladie a développé une sensibilité excessive dans l'organe affecté, et que, dans ce cas, la plus légère atteinte du médicament ne peut manquer de s'y faire sentir. C'est ainsi que l'œil sain supporte avec facilité et sans douleur la lumière qui est son excitant naturel, tandis qu'il ressent une impression des plus douloureuses, et tout-à-fait insupportable à la moindre lueur du jour, quand il est frappé d'une ophthalmie ou inflammation violente. Eh bien, cette maladie si pénible cède en peu de temps à l'*homœopathie*; mais pour cela, il faut une dose très faible de médicament.

D'après toutes ces explications, la marche fixe et invariable adoptée par les *homœopathes* est déjà suffisamment motivée, elle le sera bien plus, quand on saura que le frottement très prolongé auquel sont soumises les substances préparées selon les procédés d'*Hahnemann*, développe en elles des propriétés beaucoup plus actives que celles qu'elles ont à l'état naturel; quelques-unes même, telles que *le charbon de bois, la silice, le lycopode, etc.*, regardées comme inertes à l'état brut, acquièrent, par le frottement, une vertu médicatrice des plus prononcées, et ne peuvent être administrées qu'aux doses les plus faibles, quand les symptômes qu'elles développent sur l'individu sain sont bien en rapport avec ceux qui existent chez le malade en traitement. Pourquoi mettrait-on en doute ce fait tant de fois constaté par tous les médecins qui ont embrassé l'*homœopathie* par conviction! Tout le monde sait que le plateau de cristal d'une machine électrique qui, à son état de nature, ne dégage point d'électrivité, en développe en peu d'instants une très grande quantité, quand il se trouve frotté entre des coussins, et donne lieu aux phénomènes les plus extraordinaires. L'effet du frottement dans les deux circonstances ci-dessus, n'a rien qui doive plus surprendre dans l'une que dans l'autre; on peut sans doute en être étonné, mais l'expérience est là, il faut se rendre à l'évidence.

Hahnémann, à ce que prétendent certains facétieux, ne voit rien de plus sûr qu'un coup de hache pour guérir un coup de hache, et jette habilement du haut d'un balcon l'homme qui vient de faire une semblable chûte. — Le mot *homœopathie* signifiant maladie analogue, et non identique, ou de même nature, cette plaisanterie tombe d'elle-même. Je ne m'arrêterai pas à beaucoup d'autres de même force, la lecture en serait trop fastidieuse, et ceux qui se seront pénétrés de l'esprit de cette doctrine y répondront aussi bien que moi.

Beaucoup de médecins, ennemis de la nouvelle doctrine, attribuent uniquement à l'imagination sur laquelle les *homœopathes* auraient soin d'agir le plus possible, le mieux que les malades obtiennent de leur traitement, et ils appuient cette assertion des deux épreuves suivantes qu'ils donnent comme accablantes. « Des globules homœopathiques, pris à une « source non équivoque, furent administrés à des malades de l'Hôtel-« Dieu qui n'en ressentirent aucun effet appréciable. — Un autre jour, on « donna à d'autres individus du même hôpital des globules de mie de pain « ou de sucre de lait, et l'on vit chez plusieurs d'entre eux, qui croyaient « avoir reçu des remèdes bien actifs, se développer des symptômes graves, « tels que vomissements de bile, crachements de sang, sueurs et évacua-« tions abondantes. » Voici sans doute des citations qui sont bien graves; mais de grâce, Messieurs les allopathes, pourquoi n'employez-vous pas pour guérir plus souvent vos malades cette puissance sur l'imagination dont vous jouissez à un bien autre degré que nous, puisque vous pouvez non-seulement donner l'imagination, mais encore l'annuler suivant votre bon plaisir. Je ne vous connaissais pas cette précieuse faculté que vous venez de nous révéler dans ces deux belles expériences, qui ne peuvent manquer de vous faire beaucoup d'honneur.

Si nous tenions à réfuter sérieusement des absurdités de ce genre, nous nous bornerions à prouver que, de tous les médecins, les homœopathes sont ceux qui comptent le moins sur l'imagination. En effet, nous ne tenons nullement à ce que nos malades aient *la foi homœopathique*; ce qui nous importe pour les guérir, c'est qu'ils prennent exactement nos médicaments, et qu'ils n'en arrêtent point les effets par des écarts de régime. De plus, il est de précepte parmi nous de ne jamais dire d'avance ce qu'on éprouvera pendant l'action des globules, parce que cette imprudence amènerait souvent une contention d'esprit, nuisible pour tout le monde, et qui pourrait devenir funeste à des personnes impressionnables. Guidés par la même prudence, et pour contribuer le plus possible à conserver ce calme parfait, favorable à l'action médicatrice, nous recommandons, après l'administration du remède, de n'y plus songer, et de tâcher de se distraire d'une manière quelconque. Si, à ces renseignements concluants, j'ajoute encore que nos plus brillants succès s'obtiennent sur des enfants à la mamelle ou en bas âge, et que l'homœopathie guérit *chez les chevaux la morve, le farcin*, et autres maladies réputées incurables par les plus savants vétérinaires, le lecteur jugera le degré d'importance que nous devons attacher à l'imagination de nos clients.

Si, malgré tout ce que je viens de dire, il demeurait prouvé que les homœopathes exercent un prestige favorable sur l'imagination de leurs malades, on ne pourrait raisonnablement l'attribuer qu'à la confiance qu'ils savent inspirer, et qu'ils puisent eux-mêmes dans leur conviction.

C'est au *régime seul* que nous imposons à nos clients, et non à l'efficacité de nos remèdes, que nos ennemis attribuent nos plus belles cures. Ce régime est imprimé, nous avons soin de le remettre à tous ceux qui nous consultent, les allopathes l'ont eu trop souvent sous les yeux, pour qu'ils persuadent à qui que ce soit qu'ils ne le connaissent point à fond; seraient-ils hommes à ne pas le recommander dans tous les cas où ils ne savent que faire, s'ils croyaient réellement ce qu'ils avancent avec leur mauvaise foi habituelle, quand ils cherchent à nous nuire?

Pour nos honorables adversaires tous les moyens sont bons, mais ils recherchent surtout ceux qui tendent à déverser le ridicule sur l'homœopathie. Tout le monde a lu un long article inséré dans un grave journal de médecine, et reproduit dans plusieurs journaux littéraires; il contenait des calculs à perte de vue pour prouver : « *que l'eau de toutes les* « *mers qui couvrent le globe, convertie en alcool, ne suffirait pas pour* « *préparer la quatorzième dilution d'un seul médicament homœopathi-* « *que.* » J'ai arrêté le cours de ces inepties, en répondant dans un des journaux dont je viens de parler, que *quatre onces d'alcool* suffisent pour obtenir, non-seulement la quatorzième, mais même la plus élevée de nos dilutions, c'est-à-dire la trentième.

On reproche aussi aux *homœopathes* de donner à peu près la même dose de remède à des individus d'âge bien différent. — C'est justement ce qui prouve la spécificité des remèdes homœopathiques : faut-il pour vacciner un adulte plus de virus-vaccin que pour un enfant? L'expérience dit non.

En entendant parler du grand nombre d'affections différentes qui cèdent à l'*homœopathie*, certaines personnes disent : « *C'est donc une es-* « *pèce de selle à tous chevaux ?* » — Cette expression pourrait tout au plus convenir s'il s'agissait d'un remède comme celui de Leroy, qui, toujours le même, est administré indistinctement dans toutes les maladies. La matière médicale des *homœopathes* contient environ 260 substances différentes, qui ont toutes été expérimentées un grand nombre de fois sur l'individu sain ; leurs propriétés sont donc parfaitement connues et bien distinctes; c'est dans ce riche arsenal qu'est choisie avec le plus grand soin la substance d'une analogie parfaite avec les symptômes morbides qu'il s'agit de combattre.

Ce qui pourrait dessiller les yeux aux personnes les moins clairvoyantes, ce sont les contradictions choquantes que l'on rencontre dans les diatribes des allopathes ; ils ont soin de varier leurs discours suivant les individus. Croient-ils l'arme du ridicule préférable pour détruire la confiance d'un malade, voilà comment ils s'y prennent : « *La preuve que ces prétendus* « *remèdes ne sont que de la graine de niais, et ne jouissent par consé-* « *quent d'aucune propriété, c'est que je vous propose d'avaler devant* « *vous les globules, quels qu'ils soient, que votre homœopathe vous a* « *remis.* » — Certes, voilà une offre qui doit donner à réfléchir ! Que répondre pour réfuter une assertion aussi bien appuyée? C'est cependant très simple. Ceux qui s'avancent ainsi ont quelques notions sur la préparation et l'administration des remèdes homœopathiques; ils savent parfaitement que les globules donnés à un malade pour agir directement sur un organe irrité, doivent avoir, comme je l'ai dit plus haut, une action extrêmement faible, et que si cette action est encore suffisante pour se faire sentir chez un malade, elle serait loin d'être assez forte pour produire un trouble notable chez l'homme sain dont la sensibilité est infiniment moins développée, *et dont la nourriture habituelle suffirait d'ailleurs pour annuler l'effet du médicament.* Ils sont loin d'ignorer aussi que, pour expérimenter une substance homœopathique sur l'homme sain, il faut d'abord le tenir au régime convenable, puis lui administrer une dose plus forte de la substance moins affaiblie que pour le malade, et cela à cause des faits ci-dessus énoncés avec détails. Cette fanfaronnade qui ne prouve, comme on le voit, absolument rien contre l'*homœopathie*, se renouvelle assez souvent pour que j'aie jugé à propos de la relever.

Quand nos estimables antagonistes supposent qu'ils s'adressent à une personne craintive, ils cherchent à éloigner de nous par la terreur; et dès-lors, nous n'employons plus, pour traiter nos malades, que les poisons les plus violents... La réfutation de ce mensonge ne sera pas favorable aux médecins ordinaires, mais à qui la faute? Il est d'abord nécessaire de donner une définition exacte du mot poison ; je pense que celle-ci renferme tout : On doit entendre par poison toute substance, n'importe de quel règne, qui, n'étant pas un aliment, est susceptible d'amener un trouble, une modification quelconque, dans nos fonctions ou dans nos organes ; or, tout médicament, par cela seul qu'il ne nourrit pas, que son action peut rendre malade celui qui se porte bien et guérir celui qui est malade, doit être considéré nécessairement comme poison. D'après cette définition, la seule admissible, nous reconnaissons que tous nos médicaments sont des poisons, mais nous déclarons que pas un seul n'a un effet plus redoutable que les autres ; que chacun d'eux, donné aux doses homœopathiques, et convenablement choisi, est un véritable spécifique ne pouvant nuire en aucun cas et devant guérir infailliblement le symptôme morbide correspondant à ses effets sur l'homme sain. Entre les mains des homœopathes, le *pissenlit* n'a ni plus ni moins d'action que l'*arsenic* ; la *camomille* et le *café* en ont tout autant dans leur genre que la *noix vomique* et la *belladone*, etc. J'ajouterai que tous les pharmaciens débitent chaque jour ces mêmes substances vénéneuses, et qu'elles ne sortent de chez eux que sur la prescription de ces Messieurs, qui nous accusent de n'employer que des poisons. Aussi, fréquemment dans les hôpitaux comme en ville, on voit des victimes de ces remèdes effrayants employés sans précaution, et parmi lesquels figurent principalement : l'*acide prussique*, l'*opium*, l'*acétate de morphine*, la *belladone*, la *jusquiame*, le *stramonium*, la *noix vomique*, l'*ipécacuanha*, l'*émétique*, les *cantharides*, le *mercure* et autres substances délétères, que les homœopathes frissonnent de voir administrer chaque jour aux doses allopathiques, c'est-à-dire des millions de fois plus fortes que les nôtres. D'après cet exposé véridique, le lecteur jugera quelle est celle des deux médecines qui offre le plus de sécurité.

Parmi nos ennemis les plus acharnés, nous en voyons quelques-uns qui risquent volontiers de se faire passer pour absurdes, pourvu qu'ils entrevoient la chance d'éloigner de nous quelques malades. Dans cet espoir, ils n'hésitent point d'affirmer que : « *si l'homœopathie rend parfois « de grands services en apparence, on ne tarde pas à payer bien cher ce « mieux d'un moment, car rarement l'année se passe sans qu'une mort « subite enlève les malheureux qu'une confiance aveugle a poussés à leur « perte.* » — Il sied bien à des ignorants, qui emploient journellement les moyens reconnus comme répercussifs, de tenir un tel langage ! Quand un mal, qui a son siège à la peau, est répercuté par une application quelconque, suivant l'usage allopathique, c'est dans cette manœuvre homicide que réside véritablement le danger, parce que le vice interne, qui était porté au dehors par un effort salutaire de l'économie, ne tarde pas à se fixer sur un organe important à la vie, et détermine infailliblement la mort. Dans le traitement des *homœopathes*, rien de semblable n'est à redouter, parce que ces médecins, les seuls qui connaissent les propriétés réelles des médicaments, n'administrent que des spécifiques qui, donnés intérieurement, ne peuvent rien répercuter. Aussi quand, sous leur influence bienfaisante, les symptômes extérieurs ont disparu, la cure est radicale, et la santé et la vie ne sont plus en quoi que ce soit compromises.

Vous ne voulez pas, Messieurs les prétendus physiologistes, traiter vos clients par l'homœopathie, parce que vous ne comprenez pas comment elle agit : croyez-moi, suivez notre exemple, guérissez vos malades, même sans savoir au juste comment ils reviennent à la santé ; leur famille vous en saura plus de gré, que si vous continuez de les envoyer en terre par des moyens clairs pour tout le monde.

Pour terminer, je vais réfuter une dernière objection que l'on m'a faite plusieurs fois, sans doute parce qu'on la croyait fort embarrassante : « *Comment se fait-il que l'homœopathie, si elle jouit réellement de l'efficacité qu'on lui attribue, ait mis tant d'années depuis sa création pour arriver jusqu'à nous, puisqu'en* 1830 *il n'en était seulement pas question à Paris ?* » — Si l'*homœopathie*, à sa naissance, n'avait pas donné à pressentir sa glorieuse destinée, *Hahnemann* n'aurait pas subi tant de persécutions dans sa patrie : un tel acharnement, que l'on remarque aussi maintenant en France contre les *homœopathes*, ne s'est jamais déployé contre un système médical jugé absurde. Les succès peuvent seuls acérer les armes de l'envie ; on dédaigne la nullité, on l'abandonne à elle-même, rien d'hostile n'est dirigé contre elle ; par sa nature elle ne peut porter atteinte à aucune réputation toute faite, et ne tarde pas à disparaître dans l'oubli. Loin de cela, l'*homœopathie*, lente à la vérité dans sa marche, à cause de tous les obstacles qu'elle rencontre, n'en fait pas moins chaque jour des progrès positifs dans tous les pays. Un fait bien remarquable en sa faveur, c'est qu'on ne puisse citer un seul médecin qui, après avoir renoncé pour elle à ses anciennes croyances, ait plus tard été tenté de l'abandonner. En elle tout attache, et ceux qui l'exercent ne peuvent le faire avec froideur. Que de jouissances ne procure-t-elle pas au jeune adepte avide de succès ! Elle lui ouvre la plus belle carrière de toutes, celle qui lui assurera pendant toute sa vie, la bienveillance, l'estime et la reconnaissance de ses semblables.

Si nous avons été si longtemps privés des bienfaits de l'homœopathie, nous ne pouvons nous en prendre qu'à nous-mêmes. N'avons-nous pas en France le travers de dédaigner sans examen les découvertes les plus importantes? De plus, la différence de langue ne devait-elle pas nécessairement retarder beaucoup la propagation de la nouvelle doctrine? *Hahnemann* et ses savants disciples ont écrit tous leurs ouvrages en allemand; très peu de médecins français comprennent cette langue; était-ce donc aux auteurs allemands à se faire traduire en français, uniquement dans l'espérance de notre conversion à leurs principes? Cette démarche, peu en harmonie avec leur caractère, devenait encore moins faisable à cause de notre tendance bien connue à repousser tout ce qui vient de l'étranger, surtout quand il s'agit des sciences; cependant, dans l'intérêt de l'humanité, n'est-ce pas le cas de mettre un vain orgueil de côté, et d'accepter le bien, n'importe d'où il vienne. Maintenant que nous avons à notre disposition les traductions nécessaires pour étudier l'*homœopathie*, et la pratiquer avec succès, je demanderai à mon tour ce qui retient encore tant de médecins? Je laisse au lecteur judicieux le soin de répondre à ma question.

Les réponses aux objections que l'on peut faire de bonne foi contre l'homœopathie, quand on ne la connaît pas, et les réfutations des mensonges que répètent à satiété *certains allopathes*, ont été traitées de manière à satisfaire et à convaincre les lecteurs impartiaux; cependant, il me reste encore à répondre à une question qui se reproduit trop souvent, pour que je ne me décide point à lui accorder l'intérêt qu'elle comporte. On m'a souvent demandé comment il se faisait que les *homœopathes* de Paris n'eussent point d'hôpitaux: cet étonnement est bien naturel chez les personnes qui ont éprouvé les effets admirables de l'homœopathie; et, si de plus, elles songent à la répugnance motivée que les malheureux éprouvent à entrer dans les hôpitaux ordinaires, elles ne peuvent s'empêcher de regretter que les classes pauvres de la société soient privées d'une médecine qui, exigeant infiniment moins de frais que l'ancienne, compte cependant beaucoup plus de succès. Je vais faire savoir pourquoi jusqu'à ce jour les homœopathes ne peuvent offrir dans des hôpitaux leurs puissants secours aux malheureux.

1835.

L'ACADÉMIE DE MÉDECINE

ET

L'HOMOEOPATHIE.

En 1834, les homœopathes de Paris adressèrent une demande à l'autorité, pour obtenir des hôpitaux et des dispensaires homœopathiques, afin que les indigents pussent participer aux bienfaits de leur science..... Après tout ce que j'ai dit dans les chapitres précédents, il serait superflu d'énumérer d'une manière complète les avantages qui devaient en résulter pour les malades que le dénuement force à chercher des secours dans ces asiles de la douleur ; je dirai seulement que, guérison prompte, absence de rechute, point de convalescence, tels sont les principaux mérites du traitement homœopathique, auxquels j'ajouterai, sans hésiter, une diminution des deux tiers dans les frais inséparables de la médication allopathique, et des longueurs interminables de ses traitements et de ses convalescences. Ces immenses avantages étaient exposés avec détails suffisants, et par qui ? Par des hommes revêtus de tous les titres exigés par la Faculté de Médecine, ayant tous exercé d'après l'ancienne doctrine, et tous ayant embrassé l'homœopathie par conviction, après avoir expérimenté eux-mêmes et obtenu les résultats les plus satisfaisants.

Cependant, poussé par je ne sais quel mauvais génie, le ministre, au lieu de saisir avec empressement cette occasion publique de constater la valeur réelle de l'homœopathie, consulta nos ennemis naturels pour savoir s'il fallait ou non nous accorder l'autorisation d'ouvrir des dispensaires et des hôpitaux homœopathiques : comment qualifier une telle démarche ?

Enfin cette résolution est bien arrêtée : c'est l'Académie qui va décider l'importante question à laquelle se rattache le sort de tant de malheureux malades ! Au moins toutes les précautions ont-elles été prises pour éclairer la discussion et en faire jaillir la vérité rendue palpable pour tous ? Des homœopathes en réputation ont-ils été appelés au sein de l'Académie, pour soutenir leur doctrine et confondre des calomniateurs ? Au milieu de tant de juges incompétents, se trouvait-il un seul disciple du grand *Hahnemann*, pour faire briller le flambeau de l'homœopathie et arrêter le prononcé d'un jugement aussi barbare qu'inique ? Non, non, rien de tout cela n'eut lieu : l'autorité ne prit point de souci, et l'Académie, pour être bien sûre de son fait, eut soin de se constituer juge et partie.

Mon intention n'est point de reproduire ici les débats scandaleux auxquels donnèrent lieu trois séances de la docte assemblée, qui furent consacrées à confectionner un rapport dont les expressions ne paraissaient jamais assez acerbes à quelques-uns de nos ennemis les plus acharnés ; personne ne pourrait croire à un langage si peu académique et si passionné. Voulant donc me borner aux faits, je me dispenserai de citations, quelque curieuses qu'elles soient ; mais je renverrai à la *Gazette médicale* (1) le lecteur, avide de savoir jusqu'où peut aller le déchaînement de la haine et de l'esprit de corps. Cependant, comme nos adversaires citent fréquemment contre nous des expériences homœopathiques de M. Andral, qui, de fait, sont venues merveilleusement en aide à Messieurs de l'Académie, en leur fournissant des armes contre notre doctrine, je suis obligé d'entretenir nos lecteurs de ce professeur, et de ses dispositions *impartiales* dans la question homœopathique.

Dans le courant de février 1835, je fus appelé rue Contrescarpe-Saint-Marcel, n. 22, pour donner mes soins à un jeune homme nommé Ferrand, secrétaire particulier de M. Delamarre-Martin-Didier, le banquier. Ce malade, atteint depuis six semaines d'une fièvre typhoïde, était arrivé au dernier degré de la maladie, et M. Andral, qui l'avait traité conjointement avec M. Rocquet, avait déclaré le matin même du jour où l'on me fit venir, que M. Ferrand ne passerait pas la journée. Sur le seuil de la porte, je rencontrai l'abbé *Hanicle*, vicaire de l'Abbaye-Saint-Germain-des-Prés : il venait de donner l'extrême-onction, et me dit que c'était trop tard, qu'il n'y avait plus rien à faire !... Malgré ces tristes pronostics, j'entrepris le délaissé, et en peu de jours il fut sur pieds. M. Rocquet, qui m'avait demandé la permission de suivre mon traitement, eut soin de tenir M. Andral au courant de tout ce qui se passa. Le malade

---

(1) *Gazette Médicale*, séance de l'Académie de Médecine, aux dates suivantes : 10, 17 et 24 mars 1835.
Ce journal se trouve dans les cabinets de lecture qui avoisinent l'Ecole de Médecine.

ne prit absolument que des globules homœopathiques, et la guérison ne se fit pas attendre.

Je suis loin de reprocher à M. Andral de n'avoir point guéri M. Ferrand, il avait consciencieusement fait pour lui tout ce qu'il pouvait; et d'ailleurs, ses confrères sont si souvent malheureux en pareille circonstance, qu'il n'y aurait aucun intérêt pour personne à citer ici un revers de plus; à la vérité, il l'avait abandonné quoique encore en vie, mais il ne s'était retiré que quand, avec sa sagacité ordinaire, il avait reconnu que sa médecine ne pouvait plus rien... S'il en est ainsi, me dira-t-on peut-être, pourquoi donc reproduire ce fait, qui se passait il y a six ans? il faut être bien à court d'exemples de guérison! Voici mon motif : Pendant que je traitais cette fièvre typhoïde dont on avait désespéré, M. Andral, de son côté, arrangeait ses expériences pour MM. de l'Académie; il fallait que quelqu'un pût dire qu'il avait expérimenté suffisamment, et il s'était chargé de l'expédition. Huit jours avant la première séance de l'Académie, consacrée au rapport contre nous, mon ressuscité alla voir M. Andral pour le remercier de ses bons soins; car, s'il n'avait pas fait mieux, ce n'était pas faute de zèle. La vue de ce revenant, tiré de l'autre monde par l'homœopathie, fut peu agréable au complaisant expérimentateur qui, au lieu de l'examiner, de l'interroger, en un mot de constater de ses yeux ce que M. Rocquet lui avait rapporté jour par jour, chassa comme un remords ce malade reconnaissant, en se justifiant de cette conduite étrange par des occupations sans nombre: il ne voulut pas même jeter sur lui un regard de curiosité!

Une semaine s'était à peine écoulée, et M. Andral fit sa lecture à l'Académie; son travail était fait, il l'avait promis, on l'attendait avec impatience : il ne voulut pas laisser ses confrères dans l'embarras.

Je ne me charge pas d'inscrire ici les réflexions qu'un fait aussi grave suggérera à mes lecteurs; mon intention n'a rien d'hostile; mais je déplore qu'un homme d'un mérite réel, et que je me garderais bien de contester, ait présenté à ses confrères un travail qui, pour avoir quelque valeur aux yeux de tous, aurait dû être fait dans des dispositions bien différentes de celles que M. Andral ne put dissimuler en présence de M. Ferrand: et cependant, c'est sur ces prétendues expériences homœopathiques que se sont appuyés principalement les adversaires les plus ardents de notre médecine, en parlant, avec quelque raison, de leur répugnance à répéter ce dont M. Andral leur avait fait un si triste tableau!

Les personnes qui n'ont pas lu le compte rendu des trois séances de l'Académie, dont j'ai donné la date, se figureront peut-être que l'assemblée en masse s'est formellement prononcée contre l'homœopathie, et a pris part à la discussion qui devait engendrer le fameux rapport; je dois cette justice à qui de droit: rien de semblable n'eut lieu, quelques énergumènes seulement se compromirent dans cette sale affaire, dont se gardèrent bien de se mêler les sommités académiques. En effet, les *Récamier*, les *Dupuytren*, les *Fouquier*, les *Roux*, les *Chomel*, les *Velpeau*, les *Lisfranc*, les *Broussais*, les *Marjolin*, les *Auvity*, les *Amussat*, les *Rostan*, les *Blandin*, les *Baudelocque*, les *Ségalas*, etc., etc., etc., furent muets pendant tout le temps des débats; ces praticiens distingués semblaient avoir prévu l'avenir brillant de l'homœopathie; ils ne la connaissaient point assez pour prendre ouvertement sa défense, mais au moins, ils voulaient se réserver la faculté de conseiller l'emploi de cette nouvelle médecine, dans certains cas très graves, qui résistent ordinairement aux ressources de l'ancienne; et c'est ce que plusieurs d'entre eux n'hésitent point à faire dans l'occasion. Cette conduite honorable n'est-elle point un véritable acheminement à la lacération de cet ignoble rapport, que la majeure partie des académiciens a tacitement blâmé, et contre lequel se sont hautement élevés trois membres des plus recommandables de l'assemblée: *MM. Husson*, *Itard* et *Pariset*, qui ont énergiquement improuvé la marche vicieuse qu'on suivait dans la discussion.

CONCLUSIONS.

L'Académie était incompétente pour juger l'homœopathie qu'elle ne connaissait point. Ceux de ses membres qui ont accepté cette impraticable mission, se sont couverts du ridicule auquel ne pourrait échapper une commission tirée de l'hospice des *Quinze-Vingts*, pour porter un jugement de goût sur telle ou telle couleur! Je dirai, en finissant: Si nos ennemis avaient eu réellement sur l'homœopathie les idées qu'ils s'efforcent de propager, ils auraient agi en conséquence. En effet, quelle belle occasion n'avaient-ils pas de se débarrasser à jamais des homœopathes, en leur faisant donner les hôpitaux et les dispensaires qu'ils demandaient! On les aurait vus à l'œuvre, on aurait facilement constaté si les malades qui seraient entrés chez eux, en seraient sortis morts ou guéris. Qu'ils n'aillent pas nous dire, ces prétendus philanthropes: « *Qu'ils se* « *seraient reproché de telles expériences.* » Ils redoutaient les suites inévitables de la comparaison de nos œuvres avec les leurs; ils voyaient déjà leurs hôpitaux se vider pour encombrer les nôtres, et ils ont profité de l'occasion qui leur était offerte par l'autorité, de retarder un peu la manifestation de cette supériorité immense de l'homœopathie sur l'ancienne médecine.

VILLA BEAUJON,

Établissement spécial

POUR LE

TRAITEMENT HOMŒOPATHIQUE.

Depuis plusieurs années, un grand nombre de malades des départements et de l'étranger, venus à Paris pour se faire traiter par l'homœopathie, m'ont demandé de leur indiquer une Maison de santé où ils pussent recevoir mes soins; ils éprouvaient un véritable chagrin en se voyant forcés de se loger en hôtel garni où il est presque impossible de bien suivre un régime. J'ai pensé me rendre utile à cette classe nombreuse de personnes qui n'ont pas de famille ici, en fondant un Établissement où toutes les commodités et les agréments de la vie se trouvent réunis.

Ce séjour délicieux, remarquable par la pureté de l'air qu'on y respire, est situé aux *Champs-Élysées*, dans le plus beau quartier de Paris, à Beaujon, *avenue Fortunée*, n° 8, entre le jardin des Tuileries et le bois de Boulogne; il sera recherché même par les personnes qui désirent un endroit de plaisance où, débarrassées de tous soucis, elles puissent à volonté rencontrer une société choisie ou bien goûter le repos de la solitude en se faisant servir chez elles.

Promenades délicieuses aux alentours, joli jardin avec jet-d'eau, chaumière, kiosque donnant sur les Champs-Élysées, magnifique terrasse offrant le panorama de tout Paris et un horison de plus de cinq lieues; salles de bains, beaux salons, excellent billard, piano, instruments pour le quatuor, journaux, etc., tels sont les principaux délassements qu'on y trouve.

En hiver, toute la maison conserve la température de l'été au moyen de deux calorifères de nouvelle invention; cet avantage est immense dans bien des maladies qui exigent une chaleur égale et douce. Chaque chambre, outre une bouche de chaleur qu'on ferme à volonté, a une bonne cheminée pour renouveler l'air et fournir à ceux qui le désirent l'ancien mode de chauffage. Les malades, certains d'y suivre le régime homœopathique dans toute sa pureté, y sont visités par moi-même plusieurs fois par jour, s'il est nécessaire; car, pour pouvoir leur consacrer plus de temps, je me suis décidé à demeurer dans l'Établissement, en conservant cependant mon ancien cabinet de consultations.

Beaucoup de malades, habitués aux soins que procure l'aisance, répugnent à entrer dans une maison de santé parce que presque jamais on n'y rencontre le confortable; j'ai voulu que la *Villa Beaujon* fît une heureuse exception dans l'opinion publique, et nullement retenu par ces considérations d'économie qui entravent *le locataire d'une maison*, je n'ai rien ménagé pour rendre ma propriété agréable à ceux qui l'habitent et leur faire oublier qu'ils ont quitté leur famille et leurs habitudes.

J'ajouterai, pour rassurer les personnes malades ou bien portantes qui voudraient se fixer à la *Villa Beaujon*, que je n'y admets aucun cas de *maladies contagieuses*, ni d'aliénation mentale.

L'administration de la maison, en général, est confiée à la vigilante sollicitude de madame *Achille Hoffmann;* c'est dire aux dames qu'elles n'auront rien à désirer pour tout ce qui concerne les soins et le confortable.

Le prix de la pension est fixé suivant l'étendue du local, la beauté du mobilier et autres circonstances qui peuvent le faire varier; il sera toujours acquitté d'avance au commencement de chaque mois.

Le docteur Achille Hoffmann est visible à Beaujon, depuis huit heures du matin jusqu'à dix heures; et à son Cabinet de consultations, rue Sainte-Anne, 50, depuis midi jusqu'à trois heures précises.

FIN.

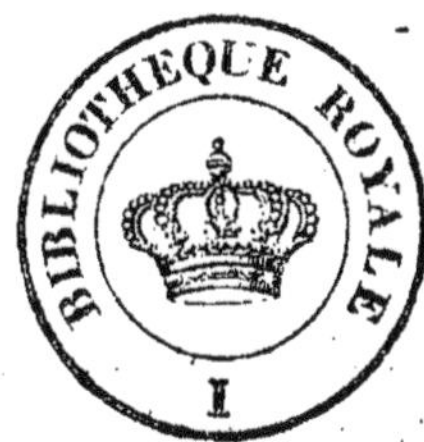

TABLE

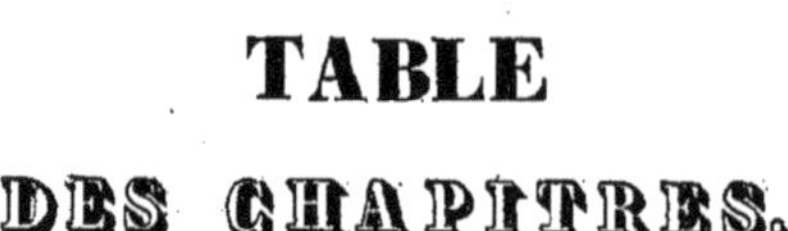

DES CHAPITRES.

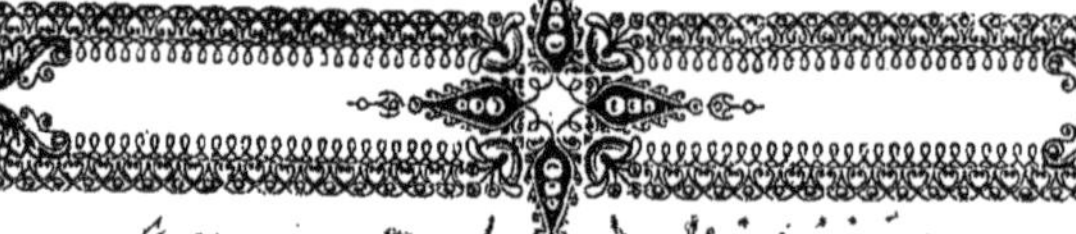

PARIS,

Imprimerie de A. APPERT, passage du Caire, 54.

www.ingramcontent.com/pod-product-compliance
Ingram Content Group UK Ltd.
Pitfield, Milton Keynes, MK11 3LW, UK
UKHW020446230726
13925UKWH00004B/1817